范志红

写给女人的美丽健康书

Book of Beautiful and healthy

范志红 著

全国百佳图书出版单位

化学工业出版社

·北京·

本书是人气营养学家范志红教授特别奉献给中国女性的健康宝典。

美丽是女人一生的修行。那么，开始宠爱自己，做健康美丽的智慧女人吧。

在书中，范志红教授对女性所关注的美容、减肥、备孕、优生、抗衰老、三高防控等问题做了细致的论述。书中不仅有短小精悍的段子，还包括与网友的互动问答以及大量精彩博文。通过科学严谨而不乏温情的叙述，范志红将健康的理念传递给广大读者，告诉女性朋友们：要获得美丽的容颜，首先要有健康的身体，美丽一定是由内而外散发出来的气质美、健康美。美丽的女人，不仅需要储备充足的健康知识，更需要有足够的生活智慧。本书首次收录范教授作为营养专家之外对于生活的知心感悟。

美丽的女人不一定天生丽质，但肯定知道如何善待自己、改变自己。现在，从一点一滴开始，好好善待自己的身体吧。因为，美丽与健康，是一切美好的开始。

图书在版编目（CIP）数据

范志红写给女人的美丽健康书/范志红著. —北京：化学工业出版社，2016.2 （2018.9重印）

ISBN 978-7-122-26094-9

Ⅰ. ①范… Ⅱ. ①范… Ⅲ. ①女性-保健-基本知识 Ⅳ. ①R173

中国版本图书馆CIP数据核字（2016）第013117号

责任编辑：李 娜 王丹娜 责任校对：宋 玮
装帧设计：尹琳琳

出版发行：化学工业出版社（北京市东城区青年湖南街13号 邮政编码100011）
印 装：三河市延风印装有限公司
710mm×1000mm 1/16 印张16½ 字数320千字 2018年9月北京第1版第7次印刷

购书咨询：010-64518888（传真：010-64519686） 售后服务：010-64518899
网 址：http://www.cip.com.cn
凡购买本书，如有缺损质量问题，本社销售中心负责调换。

定 价：39.80元

序言
PREFACE

用健康的智慧，护佑美丽和幸福

每个人都希望自己有一个完美的形象。在这个追求"颜值"的社会里，女性所受到的形象压力尤其巨大，她们在繁忙的工作和学习中，在照顾事业和家庭之外，还要花费精力来购衣购鞋、美发护发、美容护肤。年轻女性们还会不遗余力地挑剔自己：腰不够细？胸不够大？腿太粗？脸太宽？锁骨没有露出来？

其实，每个人的遗传体型、相貌和肤色都各有不同，没有必要奢求自己拥有模特的身材比例和明星的五官安排。然而，身材适中、皮肤平滑、眼睛发亮、气色润泽、精神饱满，这是一个人身体健康的基本表现，自然也是审美的基本要求。一个人无论长相如何，只要看起来健康而富有活力，再加上端正的姿态和易处的性格，自然会散发美感。无论丰满而紧实，还是纤巧而滋润，健康的人都富有女性的魅力。我们很难想象，一个美女是脸颊松弛、身材臃肿的，腰上的"游泳圈"连衣服都难以遮盖；同样，我们也很难想象，一个美女是肤色蜡黄、身体干枯的，不用粉底遮掩就一脸病态。因为，这些都意味着不健康的身体状态。

然而，在生活当中，很多人往往会忘掉这样一个基本事实。很多女性被时尚所蛊惑，喊出"要么瘦要么死"的非理性口号。只要有一种方法号称能让人快速瘦到骨感，她们不惜毁掉健康，拿自己当小白鼠，做各种披着神奇秘方外衣的营养不良实验。被"三天瘦五斤""月瘦二十斤"的各种所谓新概念减肥方法折磨之后，结果是脸色暗淡、频繁爆痘、贫血缺钙、皮肤松弛、月经失调、烦躁失眠、食欲异常……经历各种痛苦之后，最后体重反弹不说，体质和肤质也再难回到从前。

同样，为了让自己快速变得美丽，女生们不惜金钱，除了各种护肤品、化妆品之外，还试用各种所谓"美容"的神奇食物。从银耳汤到木瓜羹，从阿胶膏到薏米水，从花青素到葡萄籽胶囊。但是，花掉大把银子之后，大部分女性发现，皮肤状态依然故我，并没有实现传说中那样美颜如花的效果，甚至气色还不及从前。

为什么商家赚女人的钱这么容易？为什么女性绞尽脑汁却无法获得梦想中的效果？归根到底，是因为思维方式的错误。

人们经常会忘记，人体是一架超级精密的生物机器。它非常善于自我修复，但是这种修复功能需要各种食物营养的滋养作为基础。人体所需的营养素多达几十种，保健成分更是数以百计。只有吃对食物，并让消化吸收和血液循环功能保持正常，才能支持皮肤组织的维护更新；只有吃对食物，保障各种营养素的供应，身体才有能力通过充足的运动来分解脂肪，同时让身材变得日益紧实、有型。靠一两种美容产品未必能获得改善皮肤的效果，靠饥饿更不能长期获得美好身材。

女性的美丽，可以让她们被异性所欣赏、爱慕；而女性的健康，更是生育优质后代的保证。母亲对子女的影响，不仅在于每日的照顾教导，更在于给孩子良好的生命基础。国际上的多学科研究都证实，从胚胎到婴孩的生命早期状态，在很大程度上决定了一生中的潜能和健康素质。在恣意放纵的年轻时代之后，绝大多数女性终归要走入家庭、为人之母。我们很难想象，一个连自身的健康都照顾不好、代谢状态紊乱不堪的女性，其身体能够承担孕育优质子女的重任。我们同样很难想象，一个连对自己的身体都无法坦然接受、对自己的三餐起居都管理得混乱不堪的女性，能够用理性和包容的态度来教导自己的孩子。

无论是为了自己的美丽，还是为了未来的孩子，女性都应当管理好自己的饮食生活状态。而随着时间的推移，这种生活的智慧会逐渐深入和弥散，成为人生幸福的坚强基石。作为维系家庭生活的核心任务，智慧的女性把健康的理念和行为扩散给家人，使自己不易随着年龄的增长而臃肿衰老，不易因为孩子身体虚弱而焦虑不堪，不易因为父母和爱人早早病倒而过分操劳，也不易因为自己疾病缠身而拖累家人。

所谓减肥先补脑，美容先养心。和男性相比，作为女人，作为母亲，作为一家之核心，更要有健康的理念、知识和生活习惯，用它照顾好自己、家人和孩子。女性的健康智慧是全家之福，女性对自己和家人健康的投入，也会得到大自然的馈赠，那就是美丽的身心、长寿的人生以及幸福的感受。

范志红

2016年3月

美丽总是太短，而我们总是聪明得太迟

这是一个女人与美的话题，事关女人的美从何而来，并该如何一直美下去。

这话题讲的看似细碎简朴，说的无外乎是一条条饮食营养、体重管理、孕期护理上的建议，可是你仔细看下去，却会发现里面蕴含着女人一生的生活智慧。

从点点滴滴、一茶一饭展开，背后无一不渗透着一种对待生活的态度。这种生活崇尚淡而有味，崇尚自然，崇尚独立自主，崇尚知识，崇尚智慧，甚至崇尚一点点小的任性：女人该把美当作一生的修行。禅宗慧海大师这样形容修行："饥餐困眠。"意思是说，修行离不开日常生活，在诸如穿衣吃饭睡觉之中，处处都有活生生的禅意。读范老师的新书《范志红写给女人的美丽健康书》正是这种体会，女人的美不是大江大海，不是横刀阔斧地在自己的身体上使足劲，而是如春风化雨、清江溯源一般，找到美丽的源头并且持之以恒。这些健康的理念，方法细

小，却字字珠玑，效果斐然。坚持下去，自然会润物细无声，让女人美得莹润通透。

而同时，它又是带着女性另一种气质的，它教会女人要有独立思考的能力，不人云亦云。中国的女人是这世界上最好的女人，她们勤劳、简朴，早已习惯了承包家中琐事。我记得在一篇文章中曾经读到，一个外国人问他的朋友：为什么中国女人五十岁之前很美，皮肤紧致，身材匀称，个个都是东方美人；五十岁之后，不修边幅，就像是经历了一场灾难，看起来像是一百五十岁？在我们的传统里，自我牺牲成了婚姻的必修课，这是一种太正常不过的现象。但女人，其实可以也应该一直美下去。借用范老师在书中的话，"其实女人还是做猫好。可以被宠爱，可以无比妩媚温情，但从不失去独立的生活，经得住各种寂寞失落，不为恳求感情施舍而丧失自己的尊严。"

中国的好女人，也应该在繁茂的青春过后，拥有丰熟的中年，美丽健康的晚年。青春的美也许只是一种天赋，而丰熟的美却是修来的，事关修行与修养，行恒久点滴的小事，修健康美丽的慧心。结识范老师这样的良师益友，潜移默化之中，自然可以将书中的内容学以致用，信手拈来。

最后，在新年伊始之际，以范老师的话与君共勉："美好未来不会从天上掉下来，它是无数人努力的结果。别让自己的智力浪费，别辜负这个机会无限的时代，不要花费精力去抱怨和纠结。与其或羡慕或挑剔别人的生活，不如去丰富自己的生活。能改变自己和他人共享的生存环境的人，就是成功者。"

目录

CONTENTES

第三章 | 生健康宝宝，做快乐辣妈

第四章 | 善待身体，防衰防病

附录 | 范老师写给女性的私房话

第一章

善待自己的身体，美丽不请自来

（1）

做美丽女人，
先树立正确的健康观念

接受自己的遗传体型 | 无论个高个矮、胸大胸小、腿粗腿细，只要无碍健康，就应该感谢祖先的遗传基因，喜爱自己现在的样子，也相信会有异性欣然接受和欣赏我们。如果不从事演艺行业，无需因为羡慕别人的身形而折磨自己的身体。

不必追求身材完美 | 我不赞成女性为臀宽而节食减肥，为胸小而服药整形。我们不需要成为万人迷，我们只要和有缘人过幸福生活……获得幸福并不需要身材长相完美，魔鬼身材的美女也未必过得更幸福。女人不要为穿不进小号时装而自卑，不要为追求回头率而损害身体。要健康自信地活着！

小胸女性也要自信 | 研究发现，女性的胸部越大，则中年后内脏脂肪沉积越多，更易患糖尿病。同时，大胸基因还与较大的乳腺癌风险相

关。正常发育情况下，乳房大小主要由遗传决定，和哺乳生育能力无关。所以，A罩杯的女性不必吃补品寻求罩杯升级，也不必用硅胶制造大胸假象，而要充满自信地把这个健康基因遗传下去。

善良和愉悦带来美感 | 美是一种愉悦感。让自己变成令人愉快的人，就要让自己变得更美。表情上多些笑容，语言中多些体贴，姿态挺拔舒展一些，善良爱心多一些，效果或许比化妆、美容、瘦身来得更实在。

爱惜身体是孝道的一部分 | 古人说：身体发肤，受之父母，不敢毁伤，孝之始也。越是出身于生活优裕的家庭，受到全面的教育培养，人们对自己的健康生活细节越注意，对自己的身体发肤越爱护。从困苦中走出来的人，往往没得到爱惜身体的教育，年轻时只顾追求成功，人到中年之后，更要加强保健意识，改进生活方式。

健康是应对人生挑战的本钱 | 有人问我：年纪轻轻就讲养生，不拼命奋斗，怎能在社会上立足？大错特错了。一个从大学时就能管住自己，坚持早睡早起，坚持运动健身，坚持吃好三餐的人，这种理性态度和意志力，会给他带来更多的成功机会。有了高效运作的代谢系统、充沛的体能，也能在未来轻松应对高强度工作，淡定迎接各种挑战。

忽视健康不仅会损寿，而且生命质量差 | 有人说，让我节制饮食、早睡早起、增加运动，实在太艰苦了，还不如少活几年呢！但是，胡吃海喝、熬夜懒惰，并不会让自己的生命更幸福。暗淡的肤色、满脸的痘痘、疲劳的状态、无神的眼睛、膨大的肚腩，哪个都不是我们想要的。生命质量差，而且活得短，那岂不是亏大了？

健康活力胜过奢华享受 | 当你动作轻盈、身体苗条、容光焕发、全

身舒畅的时候，吃什么都香，穿什么都漂亮。购物时总追求高档奢华，却大腹便便、步履沉重、饭后昏昏、皮肤松弛、眼圈发黑的人也很多，就算全身名牌衣服、华贵首饰，能叫做高质量的生活么？

树立正确饮食观｜或许多年以来我国教育的失败之一，就是培养出非此即彼的思维模式。要么英雄，要么恶人；要么有毒，要么保健；要么可以随便大吃特吃，要么一口都不能吃⋯⋯这种贴标签式的思维如不摒弃，饮食很难健康，科学理性也难以建立。健康饮食的关键不在于某一种食物，而在于整体平衡。

身体健康与否，不能光看"月牙"｜健康状况只看几个手指甲上的"月牙"还不行，要看整体身体状况。比如身体是否有力气，是否不怕冷，是否消化能力强，是否不容易困倦，脸色是否红润，皮肤是否有光泽等等。如果这些方面改善了，才是真的改善。长"月牙"只能证明这部分组织的生长速度加快了，你要多留意身体其他方面的感觉。

健康支撑着人生的各种美好享受｜晒着窗前温暖的阳光，闻着苹果大枣酸枣汤的甜香，拿出很久没碰的针线做点缝补，是周末早上多么美好的体验。有多少人老眼昏花甚至白内障、视网膜病变，有多少人手抖到无法拿针⋯⋯即便这点微不足道的快乐，也需要健康作为支撑。也许，垂垂老矣的某一天，我回想今日，将无比神往于这种幸福。

从小进行爱惜身体的教育｜一位法国留学归来的同学说，法国人之所以长寿，是因为他们从小就受到教育，要爱惜自己的身体。所以他们不暴饮，不暴食，不给别人灌酒，也不因为别人要求而勉强自己多喝。国人却没有从小得到爱身体、护健康的教育，所以经常会为了某种物的欲望而虐己虐人，牺牲健康。中国从"初级阶段"向发达国家过渡，健康教育和健康意识也要跟上。

健康饮食也能改变心态 | 当今的世界中，充斥着各种无法实现的欲望、各种负面的消息、各种抑郁、各种戾气。想郁闷太容易，想快乐却需要强大的心灵和愉悦的能力。让我们都来加强这种能力吧，先从改变饮食运动习惯开始——健康生活的人常有这样的体验：不仅身体活力强了，心情也会开朗自信许多。

物质享受，也许会让身体更累 | 仔细想想，我们花钱高高兴兴买来的那些东西，真的对身体有好处吗？比如，各种视频播放器让眼睛得不到片刻休息；各种音乐播放器让耳朵受到更大刺激；各种多功能手机让颈椎和眼睛更加辛苦；汽车让双腿活动的机会丧失殆尽；各种化妆品、美容品让皮肤渗入重金属；华丽的高跟鞋让人步履艰难……

健康饮食就是环保 | 环保不是炒概念。拎布兜，用纯木，穿纯棉，戴口罩，都不能证明是真环保。减少浪费才是最大的环保。在对生活质量影响不大的前提下，应尽量节约水、电、气、食物、用品等各种资源，不用的物件送人或及时回收。健康饮食本身就是环保，否则耗费食物资源却带来疾病，是一种极大的浪费。治病是既污染又耗能的事情。

摆正观念，智慧而美丽 | 希望人们都能：1. 爱惜自己的健康，别等患上大病才觉悟；2. 不幻想找个偏方或保健品解决健康问题，而是反思自己的生活习惯，消除致病原因；3. 开动正常智商的大脑，充分利用中小学基础知识和基本逻辑来分析各种健康相关信息，别那么容易被商业营销忽悠，被各种广告传言洗脑。

②

有健康，才有美丽肌肤

化妆难掩皮肤差｜黄脸、无光，只是健康状态太差的结果，和是否化妆完全无关。化妆不可能让一个病入膏肓的人变得容光焕发。电视上看不出来，当面一眼就能看出来。皮肤的细腻度、光泽度、弹性、质感，都是化妆无法改变的。

身体健康才能维持好气色｜如果身体健康了，皮肤状态自然就好，用几百元和几十元的护肤品都看不出差距来。生活不健康，皮肤质量差的时候，就不得不靠高档护肤品和化妆品来遮掩，靠各种美容措施来提升。

保持年轻的身心比美容重要得多｜常有人问如何美容的话题。我说，我们需要的是年轻的身心，而不是在衰老躯体上贴一层18岁的人皮面膜。高级的化妆品或许能给你带来敷面膜一样的神奇效果，却不能给你带来敏捷的动作、充沛的精力和灵活的思维。要得到这些，还是要靠扎扎实实的健康生活——吃得健康，睡得踏实，合理运动，调整心情。

由内而外的年轻，才是真年轻 ┃ 明星脸上的拉皮、去皱、美容效果，未必意味着身体内部真的年轻。编辑下次可以找几个影视明星以外的健康名人来写推荐。最近在电视上看到一位86岁的老先生，不仅身体健康，看起来像60岁，而且精力充沛、热情洋溢、心态年轻……真是让人佩服。

不要依赖护肤品 ┃ 中央台某节目报道，某品牌祛斑霜汞含量超标几百倍，虽然有祛斑效果，并让皮肤变白，却造成多人汞中毒，乃至发生肾功能严重损害。要想让皮肤变好，一定要从改善全身健康开始努力，不可以依赖某种神奇护肤品或美容品。否则效果越神奇，带来的麻烦可能就越多。

健康生活能根治痘痘 ┃ 昨天和营养师朋友们聊天，其中两位朋友都说到自己脸上痘痘消失的经历。虽然没有找到让痘痘快速消除的方法，但在坚持健康生活两三年之后，痘痘就慢慢地无影无踪了，而且再也没有回来。可见，痘痘是不健康的身体状态所致，只要消除了根源，改善了体质和心态，自然就得到了光洁的皮肤。

保养皮肤经验谈 ┃ 1. 健康饮食。2. 充足睡眠。3. 有氧运动。4. 心情愉快。5. 体重稳定。6. 适当保湿。要记住，我们要的是由内而外的健康肌肤、光润气色，而这种美丽需要身体内部的健康作为支撑。对照以上几项，哪一项做得不好，就从今天开始，赶紧改变吧。

肤色暗淡的原因 ┃ 导致肤色暗淡的原因，你占了几项？很多女士抱怨自己脸色发暗发黄，用什么美容品都无效。如果查不出什么疾病原因，可以考虑下面这些可能原因：1. 消化吸收不良；2. 贫血、缺锌；

3. 熬夜或失眠；4. 久坐缺乏运动，血液循环差。如果出现这样的状况，那么就要赶紧去治疗胃肠疾病，多运动，改善睡眠，避免饥饿节食，多数人能慢慢改善。

爱美，要先爱自己的胃｜减肥节食、暴饮暴食，都会损害肠胃功能。那些脸色蜡黄暗淡的女孩子，那些经常胃胀、胃痛、胃酸的朋友，为了美丽，赶紧爱护一下自己的胃肠吧！待消化吸收功能好了，照照镜子会发现，自己的脸色亮了，从内而外地透出红润，皮肤细腻了，斑痘也少了。这些美丽效果，是用什么护肤品也得不到的呢！

蔬果驱走色斑｜每天保证吃一斤蔬菜、半斤水果，主食当中至少三分之一是粗粮、豆类或薯类。这些食品可以供应充足的膳食纤维，它们帮我们排除污染、畅通肠道。这些食品还给我们提供足够的抗氧化成分，它们能减少皮肤出现斑点的机会，也能帮助我们减少皮肤出现油腻现象和痘痘的机会。

清淡饮食打造水漾肌肤｜每周吃红肉的总量控制在7两到1斤的范围里，减少煎炸和油腻，调味清淡，减盐，远离甜食和甜饮料，能帮助女性既远离贫血问题，又避免皮肤粗糙油腻。经过过度加热的油脂会促进衰老，而过多的盐使组织缺水，肾脏负担加重，所以嗜好油炸、熏烤、腌制、浓味食物都和美容之道相悖。

控制血糖有利于预防痘痘｜研究表明控制餐后血糖反应有利于减轻和消除痤疮，而餐后血糖高的饮食方式对痤疮等皮肤问题是不利的。各人体质不同，有些人会比较敏感一些。所以痘皮的人要注意采用低血糖反应饮食方式，当然更要远离甜食。

③

有关美容食物的是是非非

人体自己就能合成胶原蛋白 | 饭局上，常有人指着猪蹄、凤爪之类，笑眯眯地说，请女士美容。其实，胶原蛋白必须经过人体消化道，分解成氨基酸或小肽之后才会被吸收。即便不吃任何胶原蛋白，甚至是纯素食，只要有足够的蛋白质、维生素C和其他微量营养素，人体照样能合成皮肤中的胶原蛋白。

缺蛋白质，损头发、伤皮肤 | 有些长期节食减肥的女生告诉我，服用蛋白粉后头发变好了；服用胶原蛋白后，皮肤有弹性了。没错，本来就是因为缺蛋白质而使皮肤头发质量不好嘛，吃点胶原蛋白，就增加了总的蛋白质供应，供应到头发和皮肤部位的氨基酸也会有增加。对蛋白质缺乏的人来说，每天加两个鸡蛋，或者加二两瘦肉，头发和皮肤也是会变好的。

明胶来自于胶原蛋白 | 明胶是胶原蛋白水解而成。胶原蛋白加热到

未沸腾时，大约70～90摄氏度之间，就会解开螺旋，转变成明胶。胶原蛋白本身不溶于水，也不易消化；而明胶易溶于水，而且可以被人体消化吸收。猪蹄汤也好，鸡翅汤也好，甲鱼汤也好，肉皮冻也好，它们美妙黏稠的汤汁，或者冷却后所形成的透明柔韧的凝冻，都是明胶的功劳。

食用级明胶不影响健康｜酸奶中增稠剂品种有很多，改性淀粉、果胶、黄原胶等、还有食用明胶，也就是胶原蛋白水解后的产物。几十年前，各国的酸奶产品里就开始添加明胶。人们不是热爱猪皮凤爪，并传说吃胶原蛋白美容吗？食品中添加的是食用级明胶，它无毒害，而且可以被人体消化，作为氨基酸被利用。

"美容"食物未必真能美容｜皮肤的更新修复，要靠营养素来支撑。如果消化吸收功能不改善，三餐营养不充足，就算吃了很多传说中的"美容"食物和保健品，也很难起到实质性的美丽效果。可惜，真正有益的忠告，却总是不如炒作胶原蛋白、红酒、燕窝之类虚幻的"美容食品"能吸引眼球。

皂角米和桃胶不是神奇美容品｜现在很多人吃皂角米、桃胶炖的甜品，说是能美容。皂角米提供了可溶性植物胶质，能让粥、汤、羹产生黏性的状态，就像水果中的果胶、海带中的褐藻胶等植物胶质一样，起到可溶性膳食纤维的作用，能延缓餐后血糖、血脂的上升，不含能量，不会令人发胖，有利补水，但也谈不上神奇的美容效果。

煲汤未必美容｜女孩子都听说喝汤能美容，这种从广东和台湾传来的煲汤养生法，前提是汤里不放盐，或只放极少的盐。盐会给肾脏带来沉重负担，还会让经前期综合征更严重。很难想象一个每天喝大量咸汤的女生皮肤会越来越好，除非她天天大量运动，出汗排出盐分。

葡萄籽胶囊未必能美白 | 一些脸色发黄的女性听说葡萄籽胶囊能美白，坚持长期服用，却没有看到美白效果。这是因为葡萄籽胶囊中的原花青素虽然有抗氧化性质，却不利于铁、锌等微量元素的吸收利用。如果本来是因为贫血和消化吸收不良而脸色发黄，那么葡萄籽胶囊不仅帮不上忙，反而还会添乱。

不要迷信红酒美容 | 有关红酒的传说有很多，什么红酒加奶酪瘦身、红酒泡洋葱降脂、红酒美容养颜、红酒对痛风有益等说法，并没有足够可靠的实验证据支持。红酒也含酒精，酒精属于一类促癌物质，也能降低人体肝脏对其他毒物的解毒作用。建议喝红酒的女士限量每天100毫升（中等大的高脚杯约半杯）。如果本不饮酒，不必为了传说中的好处而刻意喝酒。

食物中的黑色素不影响肤色 | 所谓母亲吃的食物颜色的深浅会影响胎儿皮肤的颜色，并无科学证据。如果吃深色食物会让新生儿或成年人皮肤变黑的话，岂不是连茄子、紫米、乌鸡、西梅、紫樱桃、紫菜、巧克力、黑森林蛋糕等等都不能吃了，连颜色深点的红烧肉都不能吃了？深色食物中的色素，包括酱油里的黑色，是不会跑到我们皮肤中去的。

食物色素无害健康 | 木耳、香菇也好，黑豆、黑米、黑芝麻也好，蓝莓、桑葚、黑加仑也好，胡萝卜、芒果也好，它们所含的色素不仅无害健康，甚至多数还有一定益处。我觉得很有趣，为什么人们不担心自己的血液变黑，而担心皮肤变黑呢？难道吸收的时候不是先进入血液再

运送到全身的吗？

胡萝卜素能让皮肤变黄，但只是暂时 | 连续、大量地吃富含胡萝卜素的食品，如南瓜、胡萝卜、柑橘类等，引起皮肤变黄，是因为一时没用完的胡萝卜素暂时储藏在皮下脂肪，无需担心。只要停止食用一段时间，身体慢慢把它转变成维生素A消耗掉，皮肤就会恢复正常。从果蔬中摄取足够的类胡萝卜素成分，对预防癌症有益，对皮肤健康也有好处。

酒酿炖蛋能丰胸吗 | 有传说酒酿炖蛋能让青春期已过的成年女性丰胸。它是一种营养不错的美味食物，但能特效丰胸的说法缺乏科学依据。不过，如果女性身体瘦弱，消化吸收不良，经常吃些酒酿等发酵食品有利胃肠功能，加个鸡蛋能补充营养，其中仅含微量酒精亦无害健康。营养改善之后，瘦弱女性能变得丰满一点。但这是全身的变化，不是仅仅丰胸哦！

胎盘是美容食品吗 | 最近有人问，胎盘能吃吗？能美容吗？有些动物产后会主动吃掉自己的胎盘，理论上人类也可以吃自己的胎盘。胎盘含有多种激素和细胞因子，有文献表明其中含铁和钙元素较高，对体弱者有免疫调节、抗疲劳和抗衰老作用，但缺乏美容方面的证据。人们完全不必迷信它，只要营养供应充足，不吃胎盘也能保持健康红润的气色。

吃坚果对皮肤好吗 | 很多网友发现，额外补充坚果仁之后，身体不再那么干燥，头发也显得有光泽。这是因为补充坚果和油籽后，增加了维生素E、B族维生素和多种微量元素的供应，它们都有利于皮肤健康。营养合理、睡眠充足后，由内而外的那种舒服和滋润，是护肤品所不能替代的。不过，并非所有的皮肤问题都能用坚果解决。

④

运动是保养身体的最佳方法

运动让人年轻有活力｜每天应保证半小时让身体发热的运动。改善血液循环，强化心肺机能，就等于给我们的皮肤输送更多的养分和氧气，还能让肌肉紧实，内脏脂肪比例下降。这样就能避免面部过早下垂，预防双下巴，显得年轻有活力。

高价补品不如坚持运动｜几乎无需成本，又能改善免疫功能的方法很多，如适量运动有利免疫功能、保持心情愉快有利免疫功能，有利预防癌症。这些不花钱的事情，人们却不愿意去做——情愿天天坐着不动，情愿相信每个负能量的传言。然后，花高价去买海参之类来"滋补"……人是个奇怪的动物。

节日逛商店，不如去运动｜节日里，女人怎样才是爱自己？是在空气污浊的商店里转一整天，买昂贵的包包和衣服？还是在美容院里躺一整天，把全身皮肤都照顾到？还是让自己放松一天，去运动，去郊游，去呼吸新鲜空气，促进血液循环？如果三者比较，我认为购物的分数最低，美容美体其次，而运动健身分数最高。

把运动当成习惯｜运动是健康生活所必须，它既美容，又塑身，还能增强精力、纾解压力、延缓衰老，好处太多了。运动之后感觉到这些好处，就有动力坚持下去。一旦停止运动，自己都觉得别扭得很。那些认为做运动很苦很悲惨的人，是因为还没有体验到幸福，就提前放弃了。

运动能调理身体｜每天慢跑 1 小时，或者快走1万步，坚持 1 个月，看看有什么效果？很多朋友已经给出了答案：皮肤变光滑，肌肉变紧实，赘肉变少，精神变好，脸色透亮，睡眠质量提高……还有女性说，困扰多年的生理期之前胸胀和腹痛，随着坚持运动的时间延长，也几乎被遗忘了。

运动让女性气色变亮｜某女生面色焦黄，骨骼细小，身体瘦弱。但捏捏她的胳膊，才发现她的皮下脂肪厚度远超过我。她不瘦！肌肉严重不足，但肥肉已经过剩。这种类型的女生，如果做好营养改善，适当加些运动，就能出现"体重增加10斤，衣服并不变紧"的奇迹。同时，脸色变白变亮，体力明显改善。

运动是最好的瘦身方式｜有什么更好的瘦身方法？节食、吃药，停下之后也一样会反弹。不同在于，节食吃药都伤害身体，而坚持运动会让人保持健康活力。既然我们希望自己一直年轻、苗条、有精神，那为什么不肯选择坚持运动一生呢？

学习正确的运动姿势｜很多女生跑步的姿势有问题，又不注意运动前的热身和运动后的拉伸，加上鞋子缺乏缓冲等问题，容易造成运动伤害。我在操场上看见那些八字脚的跑法，真的很为她们担心。

饭后也能轻松运动 | 有养生家说饭后不能百步走，甚至饭后半小时只能坐着躺着，错。只有身体极度虚弱、胃下垂，或者严重消化不良的人，才需要饭后安静休息。对于健康人来说，饭后半小时应当站起来收拾桌子、刷碗、做点家务，或者散散步。轻松的饭后活动不会妨碍消化，反而有利于防止腹部堆积脂肪。高强度运动最宜在饭后2小时进行。

冬天也该多运动 | 人类自古习惯于冬天早休息、多睡觉的生活。但在现代生活中，到了年底，偏偏工作压力巨大，加班不歇，会议不断，聚会无数，一天又一天地熬夜晚睡，哪里有时间好好休息？这才是"冬季养生"的最大障碍。相比之下，冬天经常出门走走路，做做操，完全不会妨碍健康。

养生黄金搭档——粗粮+运动 | 很多"传统养生说法"，比如白米粥最养人、冬天要藏不能运动云云，还是回到古代来理解比较好！古代有这么白的精白米吗？都是吃糙米粗粮生存！古代交通完全靠走，做活完全靠手，仅砍柴做饭维持生存就比在健身房一小时的运动量还大！对现代人而言，吃粗粮、做运动，无论四季，都有益健康！

坐着的运动1——打造紧实的小腹 | 年底是不是会议很多，经常一坐就是一天？其实坐着的时候也可以锻炼身体。吸气的时候放松，呼气的时候尽量收紧小腹，并把肛门用力向上收缩。用这样的方式呼吸5分钟，试试累不累？这个锻炼方法能有效利用开会时间，除了有利于打造紧实的小腹，还有利于预防久坐肌肉乏力所造成的便秘哦。

坐着的运动2——锻炼你的肩部 | 坐了半天的人们，再做个有点挑战

的动作：拔直自己的腰和背，把双手举到耳边，然后手腕垂下，用左手逆时针绕头（从左耳到脑后绕到右耳），右手顺时针绕头（从右耳到脑后绕到左耳），双手轮流绕着头转圈50下；停下，再反方向转50下；听到自己的肩胛咯噔咯噔响的，甚至发现绕圈有困难的请举手……

坐着的运动3——举手活动双臂｜坐了半天的人们，再活动一下双臂：请把双手向前伸出，快速搓手，让手心发热，连续搓100下，不能停顿。觉得双臂发酸、浑身冒汗的请举手……

简单运动，防治"电脑病"｜晚上坐了半天的人们，就要适当活动一下了！把双手高举到头顶，拔直自己的腰和背，然后在保持双臂伸直的情况下，用力快速拍掌100下，节奏不许变慢。没拍完100下就觉得肌肉疲劳的请举手……

室内小运动，甩掉"游泳圈"｜冬季很多女生因为怕冷而不肯换运动衣出门健身，但这不是坐着不动长肥肉的理由，在屋里做点小活动也很好。哪怕只是踢踢腿，做做广播操，在楼道里跳跳绳，踢踢毽子，打扫卫生……只要连续动20分钟以上，让身体热起来，都对预防肥肉上身有好处。饭后半小时尤其别坐下！

⑤

睡好觉的女人美到老

规律作息有益美容 | 某女平日工作经常熬夜，饮食不规律，蔬菜杂粮吃不上。被单位派到党校封闭学习3个月，心情轻松，吃睡按点。回单位时，人人惊呼"变漂亮了！"回到旧生活两个月后，重归鼻子油腻、皮肤干燥、脸色黯淡的老样子。充足的放松和睡眠是最好的美容方法。

多睡觉，多运动 | 如果睡眠充足、质量好，脸颊就是微微鼓起的，饱满有弹性。这样人看起来就年轻。如果睡眠不好，或过度疲劳，脸颊是下垂的，人就会在一天中看起来老几岁。锻炼健身，提高肌肉力量，也能让人显得年轻，因为身体和脸颊都不那么容易松弛。所以，到了各种节假日，一定要多睡觉，多运动，别再熬夜。

睡眠安稳让幸福感提高 | 睡眠有多重要？思维清晰，体能充沛，美容，降压，防癌……睡得饱，睡得好，才有生命之幸福感。睡不够，睡不好，每天头昏脑涨、全身乏力、脸色暗淡，无论拥有多少物质享受，

都很难感觉开心。

打破睡眠不足的恶性循环 | 睡眠不足时会陷入恶性循环：身体疲劳，懒得活动，工作效率下降，需要加班，然后身体透支，睡眠质量下降，次日更累，同时还会长胖……打破恶性循环的方法，就是下定决心早休息。睡个好觉，早上精神饱满，再找时间运动半小时以上，工作效率提高，睡眠质量也会改善……拖时间是最笨最伤身体的方法。

改善失眠的方法 | 如因压力大而感觉疲劳，睡眠质量下降，消化功能变差，一般性建议是：1. 觉得困时及时休息，哪怕是晚7点，困了立刻睡，精力恢复后消化功能也会改善。2. 缺钙缺镁时神经容易焦虑和亢奋。补钙，喝牛奶、酸奶，每天各1杯；补镁，吃绿叶菜，晚餐吃焯煮的菠菜、苋菜、小白菜等至少一饭碗。3. 尽可能多做能让人心跳加速、身体发热的运动。

睡午觉让肌肤恢复光泽 | 睡午觉的好处真不少，对皮肤的效果尤其立竿见影。在很疲劳的日子，看起来憔悴不堪，睡半小时的午觉，下午皮肤光泽就会明显恢复。如果头一天熬了夜，第二天更要在中午及时主动休息，让身体及时恢复精力充沛的好状态。

午睡保命又美容 | 《内科医学档案》发表的大型研究表明，午间小睡20～30分钟的人，比不睡的人冠心病死亡风险低37%。有国外研究发现，对血压偏高的人来说，午睡有利于降低血压，并能提高下午的脑力效率。在感觉特别疲劳、食欲缺乏的情况下，可以先小睡20分钟再吃午餐，消化吸收能力也会得到保证。

⑥

养生细节，提升生命质量

注重养生，从每天的生活开始｜今天和一个电视台的美女聊天。她让我有点吃惊，因为做电视节目的人很少有那么洁净透亮的皮肤。她说自己和父母都注重养生，饿了就要及时吃，困了就要及时睡，感冒了就要马上卧床休息，少用空调多运动，不吃冷饮和甜食，每天都喝大枣杂粮粥，还有足够多的蔬菜。健康生活后，不仅皮肤好了，多年的痛经也一去不返。

倾听身体的意见，找到适合自己的食物｜吃的食物不同，身体状况真的不同。吃东西之后多关注身体状态的变化：脸色是否透亮，皮肤是否滋润，指甲是否健康，头发是否有光泽，胃里是否舒服，肠道是否畅通，经期是否舒服，是否容易犯困，是否精力充沛，是否心情平和……试着调换品种，慢慢就知道什么食物最能滋养身体了。

服用保健品要观察身体的反应｜服用保健品时，要格外注意身体的反应。由于每个人的身体状况和遗传因素不同，别人吃后得到好处的产品，不等于自己吃了也合适。年轻女生不要随便用所谓"保养卵巢"的保健品，扰乱自己的激素平衡。无论什么产品，只要出现不良反应，建议立刻停用。

不要让压力损害你的健康｜压力大——身体不适、皮肤变差——寻求昂贵补品、美容治疗、高档护肤品——经济压力增大——继续错误生活方式——更多不适……恶性循环。

及时休息不透支｜累了就要及时休息，不要勉强透支身体。这是保养容颜和远离重大疾病的重要原则。有时候，想要拒绝娱乐邀请有点难，10点结束工作也不容易。这时候要想想，你到底想要什么？一切皆有代价，你愿意付出哪个代价？

焦虑是美貌的头号杀手｜在这个压力巨大的社会当中，你会有焦虑的表现吗？比如经常心跳加速，呼吸急促，肌肉紧张，身体发抖，手心冒汗，疲乏虚脱，头脑空白，烦躁不安，容易恐慌等。合理营养、适度运动、改善睡眠，也是减轻焦虑的措施。当你的身体状态改善，对同样的压力应对能力增强，焦虑程度自然就下降。

不吃主食可能导致脱发｜很多女生发现，自不吃主食之后，虽然还吃点肉蛋奶，但头发掉得很多。这是因为粮食中含有7%～12%的蛋白质，不吃粮食就会每天减少20～30克的蛋白质供应。同时，淀粉有节约蛋白质的作用，没有足够的淀粉，蛋白质即便吃进去，也有很大部分被分解变成热量。连肌肉内脏都不够用，蛋白质怎能用到长头发上？

掉头发，先要找到原因｜掉头发原因很多，缺蛋白质只是原因之一。常见于长期节食或食量太小的女性。女性还有因为精神压力或睡眠不足导致的脱发，缺乏某些维生素导致的脂溢性皮炎脱发，贫血、缺锌导致的头发干枯、发脆、变少等。一些疾病和药物反应也会导致脱发。至于中年男性的谢顶，和营养问题之间的关系并不明确。

女生来例假时能洗头吗 | 这个问题要看是什么情况。如果家里有温暖浴室，屋子里也暖和，没问题。如果冬天去外面浴室洗澡，又湿着头发回宿舍；或者宿舍没有暖气，气温太低，头发湿着几个小时有可能引起不适。建议洗头后立刻裹上干毛巾，然后用热风吹干。关键不是能不能洗头，而是能不能保暖。

调整座位，预防颈椎病 | 如果总是因为低头而颈椎疲劳，应把屏幕垫高些。如果总是因为键盘和鼠标位置太高而肩臂疲劳，就把座位升高些。如果无论怎么调座位都无法让你的肩腰臂感觉舒服，那就换掉电脑桌或电脑椅！机器是让人用的，要让它适应我们的身体构造，不要用血肉做的人来适应机器的位置。

缓解暖气导致的干燥 | 北方开始供暖后，室内空气特别干燥，很多朋友口干舌燥、嗓子发炎，甚至经常感冒。这时候可以尽可能把暖气关小点，适当通风降温。多吃水果，多喝水，嗓子干时可喝点淡蜂蜜水。平常多吃蔬果，少吃盐，少吃辣，适当外出锻炼，睡足觉，就不容易因为干燥而生病了。

生活方式改变了，咽喉炎也好了 | 我从小经常扁桃腺肿大，长大后经常患咽喉炎，一度非常严重，不能正常说话。因吃各种药的效果都不理想，后来觉悟到消除病因的重要性，基本上不吃药，都靠自然康复。自从我改变饮食，避免熬夜，增加运动，平静心情后，咽喉炎就不再影响生活，即便讲课后嗓子有点肿，过几天也能逐渐恢复。

范老师与微博网友互动

//@棒棒糖_叶：看好多评论问身体有汗臭怎么办。为什么范老师没有以上体征，想必跟她的饮食有关。以吃重味、荤菜为主的人，会比以素食为主、均衡饮食的人体味要重。

范老师：的确，我只需用清水和毛巾擦洗一下，皮肤就保持清爽细腻柔滑状态，无需肥皂和浴液，从无油腻感觉，三天用搓澡巾去一次死皮就行。健康饮食带来健康皮肤。

//@非典型学生兔爷君：范老师好欣赏你的皮肤保养得那么好，光滑有光泽。

范老师：我从不吃燕窝、鱼翅、胶原蛋白产品之类，不靠升高雌激素水平来美肤，也没时间经常做美容。睡不好觉、吃不好饭、压力太大、很少运动的时候，光泽度就会变差，脸色会有点发黄。人健康了，皮肤才能亮泽。

//@咚菇基肉卷：开始每天跑步半小时后最显著的变化就是皮肤变好了，比我以前往脸上招呼任何东西都有效。

范老师：我一直说，运动是重要的美容措施，长期坚持能让皮肤细腻、红润。只是相信的人不多。人们宁可买几百块的护肤品，也不肯每周有氧运动三次，还找出种种空气质量的理由来做说辞。

//@慢跑不粗小腿：我每天晚上在400米一圈的操场慢跑20圈，用时1小时10分钟，已经坚持了几个月了，体重每星期轻0.5公斤左右，小腿的肌肉线条非常好看，没有节食，吃好三顿饭，我认为那些减肥的机构都是坑那些懒人的。

范老师：美容院的减肥项目正是利用了人们的懒惰心态。如果人没老，体重不太重，不妨慢跑。

//@Emmaoo00：我虽然是喜欢折腾护肤品和化妆品，不能做到范老师这样，但觉得您有权选择自己的护肤方式。

范老师：在多元化的社会里，个人有选择生活方式的自由，不必被商业宣传绑架。只要不危害到别人，就无可厚非。比如牛奶有营养，但不必强迫人人喝奶；做美容对皮肤有益，也不用规定人人必做。

//@小吐吐：亲身经历证明，长满脸痘后曾去中医院治疗，美容院咨询

（被描述得很恐怖，建议开巨额卡治疗），被吓到。后来自己摸索，放松心情，坚持运动，调整规律饮食。两年后脸上便光滑了，痘印几乎没有。

范老师：感谢分享！明智的人不会轻易被忽悠，否则花大笔银子之后皮肤依旧。但调整生活是个慢活儿，心态决定成败。

//@河马颜：我家没有甜食、饼干、点心，有时候饿了会烫个蔬菜吃，或者拌个豆腐丝、海带丝什么的。

范老师：想吃的时候做蔬菜、豆制品和鸡蛋汤之类都非常好，比酸奶水果干好。我家之所以放酸奶、水果和水果干，是因为我常忙得想不起来吃水果、喝酸奶，看到就提醒自己吃，或者一时吃不上饭时暂时压饥用。

//@eagle~snake：范老师的皮肤真好啊，透明发亮。就是靠吃和运动吗？透露一下秘诀吧，谢谢。

范老师：运动能改善微循环，是美肤的重要方法。运动强度要达到出点汗的程度，让皮肤通透而红润。当然，充足的睡眠也非常重要。睡美容觉去也……

//@waittheoneforme：我每天爬楼梯20分钟，已经汗流浃背了，而且感觉出汗后皮肤越来越好了……

范老师：女生做略有点强度的运动，让自己经常出点汗，是重要的美容措施，比买大牌护肤霜还有效……

//@welovemichele：心态放松，买菜做饭，坚持运动，尤其要保持一个积极向上的心态。不要对什么天然食材都疑神疑鬼，反而信赖美容品。

范老师：太对啦！有健康生活基本原则打底子，坚持运动，平衡膳食，什么谣言都不用信，照样身体倍儿棒，脸色倍儿好！

//@Terihu：最近我坚持让自己10点就上床，即使没有睡着，也保持关灯闭眼休息状，结果气色非常好，皮肤很光亮，也没黑眼圈了。以前到了10点，我都是舍不得去睡觉。

范老师：早点上床休息，是保护皮肤、延缓衰老的最有效措施！比什么胶原蛋白美容品都强得多，无需花钱，无副作用，还能减少疾病风险。

//@fairyFAE_ymq：自从主食全部用杂粮杂豆代替，每天吃蔬菜500克，还有水果250克左右，大便超级正常，多年痘痘不治而愈！范老师是我的大救星。

范老师：膳食纤维的总量够了，食物的营养够了，肠道的功能就正常了。身体的机能正常了，营养合理了，皮肤状态也就好了。

//@小西瓜的亲娘：身边有很多同事说过了30岁就得吃燕窝，这样皮肤才会好，不知您怎么看？

范老师：首先，世界上没那么多真燕窝；其次，世界人民除了华人几乎都不吃燕窝也活得很好。只有吃燕窝才能美白皮肤的说法无证据，可能是燕窝商贩编出来的。我认识的皮肤好的中老年人，没一个是天天吃燕窝吃出来的。

//@inde：在水里放点醋洗脸，不是所有人都适用吧？皮肤比较薄、比较敏感的人可以用吗？今年冬天没下雪，空气太干燥了，皮肤特干，用的面霜比往年都油才行。

范老师：我的博文《保养皮肤的几点体会》中推荐了我原创的水层油层双层护肤法。水性保湿在里面，油性保湿在外面，效果最佳。碱性水里加少量醋是为了调整酸碱度。

//@cwrong_宥澜：以前就是吃多了油腻的食物，老爱犯困，但不知道啥原因。现在关注范老师的微博，每天清淡饮食，均衡营养，比之前好多了。我每天都要吃点胡萝卜，每晚坚持用一点醋放在水里洗脸，坚持用保湿乳液和保湿霜，发现皮肤在整个冬季没那么干燥易过敏了。

范老师：很高兴您实践了我的建议。

//@青妤_：今天洗澡的时候就在想，为了减肥去控制自己不吃，其实搞错了。应该是先有了健康的饮食习惯、适度的运动习惯和健康的作息，才自然有好身材、好皮肤、好气色。

范老师：说得太对啦！这么想，这么做，就一定能够得到健康的体型和气色，避免走弯路，避免各种痛苦和悔恨。

//@尾狐梅丽：常看范老师的博客和微博，4个月前对自己的饮食做出调整，加粗粮。晚餐严格控制油盐的摄入。每天保证15种食物的摄入。运动我选择跳绳。不知不觉中体重减轻了7公斤。

范老师：4个月减肥7公斤，平均每月3.5斤，是合理的减肥速度。祝贺您！希望能保持饮食运动好习惯，保持活力，远离反弹哦……

//@Make_it_better_better_better：以前手脚冰凉，体质也很差，有鼻炎、过敏各种小毛病。今冬我的室友都轮流感冒了一遍，只有我幸运躲过了流感……整体健康真的有改善。这都是长期跟老师学习的结果啊。

范老师：整体健康状况好了，很多小毛病都会因自我修复而慢慢减轻。所以不能太功利地把皮肤、指甲之类的外在指标当成目标。

//@米渣~贵梅：自去年开始，换工作，不像以前那样天天加班熬夜。加强运动，注意饮食，原来的激素水平失衡的问题没有了，手脚冰凉的问题、皮肤粗糙发黄的问题都好很多，心态也变得从容，明白什么是真正想要的生活，什么是最重要的东西。

范老师：是啊，熬夜的人哪有幸福感。

//@晴空~~~玲丽走起：同学说我现在的饮食生活像个老太太，她们不知道，正因这样坚持了两个月，痛经没以前痛了，皮肤没以前那么差了，早睡早起精神了。我不想以后是个病猫子。女生爱自己，就要多疼自己，提高教养素质。

范老师：你是个明智的女孩。年轻时少"作"一点，懂得爱惜自己，就能延长青春美丽，老后更加受益。

//@刘善栋：我也经常看您的微博，从中受益匪浅，每个礼拜运动三次，每次运动一个半小时。经过两年的努力，我的体重和腰围都降下来了，希望我能保持现在的状况，不要反弹。

范老师：养成好习惯就能长期保持苗条，保持健康的身材是需要努力一辈子的事情。

//@琪乐融融le：听您的，吃各种粗粮、绿叶菜，三个月前发现指甲变得平滑光亮，现在又觉得指甲变得硬了，还饱满圆鼓的，以前指甲长一点就劈。

范老师：以前也有几个朋友说改变饮食之后指甲变得光滑发亮了。指甲发脆容易劈，往往是身体状态不佳的表现。

//@珠妈：想请教一下范老师，连续大量地吃富含胡萝卜素的食品，除了引起皮肤发黄，会导致牙齿发黄吗?

范老师：吃橙黄色食品会引起皮肤变黄，和牙齿完全无关哦！变黄的原因是皮下脂肪里储藏胡萝卜素，身体慢慢把它用掉之后就会恢复颜色。牙齿中没有脂肪，所以不受影响。

//@饱嗝蹦木根：跟范老师学营养，坚持自己做饭吃，一年半了，以前是个火山痘痘脸，现在全部消灭了，好久不长了，期待新书哦……

范老师：痘痘都一去无踪了，真是令人高兴的消息啊！痘痘不是仅仅与皮肤局部有关的。生活健康了，身体整体改善了，皮肤自然就变好了。

//@陆志琼：最近放暑假在家，发现了您的博客，就把您的健康理念贯彻到底，早餐精心安排，不仅让一天充满活力，而且吃后特别有满足感，对饼干零食也不感兴趣了，腰围在缩小，皮肤在变好，感觉人更漂亮了。

范老师：谢谢分享健康进步的好消息，行动最重要！

//@乐乐呗：周围好多人都说含酱油的菜吃多了，身上会长很多痣，不知道有科学依据吗？

范老师：所谓吃酱油会变黑、长斑、长痣，是一点科学根据都没有的谣言。只是因为黑色就往皮肤上联系，怎么不说吃巧克力、喝咖啡、吃黑森林蛋糕、吃烤鸭红烧肉之类会长斑啊？其中都有黑色的物质啊！

//@ ～冰冻的眼泪～：两个月前看了您的微博，然后彻底调整了饮食，零食什么的都不吃了，吃的都是按照您微博上推荐的，早餐和您吃的差不多。吃了一个多月发现来例假的时候不胀不痛了。现在的皮肤是5年来最好的，人也精神，还出去快走了。结婚六年，最近发现有宝宝了！

范老师：感谢分享健康进步的好消息！

//@城市电驴族：治疗失眠最好的药就是运动和体力劳动。

范老师：身体累到一定程度，失眠问题就自然缓解了。我也曾失眠，每天跑步后就好了。现在也是，只要运动少思虑多，睡眠质量立刻下降。体力劳动者和脑力劳动者相比，明显失眠者少，乳腺增生、子宫肌瘤等病也少些。

//@折梅问雪：曾买过某个品牌的胶原蛋白粉，那是立竿见影，脸跟剥了皮的鸡蛋似的。但我很怀疑里面是否含有激素或是其他物质，因为吃完后会胖，例假前乳房肿痛，例假时间也会提前，停用后就没有这些现象了。

范老师：雌激素水平高了皮肤就会变好，但增加乳腺癌和子宫内膜癌的危险，恐怕就不是你想要的效果了。我无法保证产品里是否加了雌激素或大豆异黄酮提取物之类的成分，因为纯的胶原蛋白水解物应当不至于引起发胖、乳房肿痛和例假时间改变等效果。停用是明智的。

//@阿乌滴OO：原来我好甜食油腻，经常发痘，连背部也发，调整饮食10个月，改变看得见，背部的痘痘消了，脸上的痘也很少了，最重要的是精气神比以前足了许多。

范老师：重在行动。很大一部分人找各种理由，只是为了继续坚持错误的生活习惯。

//@阿布家的阿祝：严格按照范老师提供的方法每月甩肉三斤，已经减了二十多斤啦，谢谢老师无私的传授。

范老师：有这样的长期减肥效果，真是太难得了。慢减肥的理由有5个方面：不造成营养不良，不造成皮肤松弛，不干扰代谢平衡，不影响生活质量，时间长了形成习惯能够长期保持。

//@湘音小娜：我自从怀孕生宝宝以来，皮肤也是"野生"状态，但很奇怪，我以前睡觉前七抹八抹，还有痘痘，不敢素颜！现在放任不管，居然肤色好、皮肤健康了！所以现在我不再迷信那些名牌化妆品啦！您是我的榜样！我要好好生活，好好休息，好好运动！

范老师：护肤品并非完全没用，但健康生活对美肤更有效！

//@果果梦猫人：从小一直饮食结构不对，老人给吃的都是荤的，我就养成不爱吃素的习惯了，长久以来一直便秘……我早上喝差不多300ml凉白开，有时还加蜂蜜，但是还是没效果。

范老师：以荤食为主的生活，膳食纤维会严重不足。喝水、喝蜂蜜都不能增加膳食纤维，改变饮食习惯才治本。对你来说，多吃蔬菜和豆子后，皮肤状态也会变好。

//@njyouke：土豆和芹菜哪个纤维含量更高些？土豆及薯类、藕、玉米等粗粮都富含纤维素，同时也富含淀粉，淀粉对缓解便秘有帮助吗？

范老师：土豆纤维柔软，芹菜纤维粗硬，数量都是中等水平。哪个摄入量大，哪个贡献就大。如果主食用薯类和杂粮、杂豆替代，加上蔬菜，纤维的总量就能足够大。

//@纽扣~乐扣：牛奶杏仁薏仁粉能美白吗？喝这个有体质的限制吗？

范老师：我不认为任何食物能给所有人带来快速美白效果。牛奶、杏仁和薏仁的组合，大部分人吃了没问题，但少数人对牛奶、薏仁或杏仁有不良反应。很简单，吃了感觉不舒服，就不可能发挥美容作用；如果吃了舒服，即便不美白，至少也很好吃，很有营养。

//@程瓜_Ferry：参照范老师的方法，生活健康了很多，满脸的痘痘没了，经常运动使皮肤越来越好，因为深深受益于此，希望更多人认识到健康生活的重要性。

范老师：很多人只想要个偏方，三天解决问题，你却能够踏实改变自己的生活方式。真理是，很多麻烦都会在健康进步的过程中自然而然地解决……多分享你的健康生活体会吧。

//@沉姑婆不老：有氧化气味的精油还可以用来按摩吗？

范老师：按摩用的精油也是油脂，也有氧化问题。您想让那些氧化油脂中产生自由基的物质和自己的皮肤亲密接触吗？不知道自由基会促进皮肤衰老吗？咱们宁可扔掉这些变质的精油，也不能故意毁坏自己的皮肤啊！倒是要小心，看美容院里的精油是否已经过期变质。

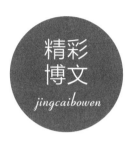

·美丽来自好肠胃·

　　每年到了天气转凉的时候，人们就会又一次讨论"贴秋膘"的话题。为什么要贴秋膘呢？

　　整整一个夏天，很多人的肠胃都被折磨得疲惫不堪。除了减肥节食的考验，还有过多甜饮料、冷饮、瓜果、零食、凉粉之类的折腾。由于夏天的酷热，消化液分泌减少，食物摄入量往往也会下降，再加上饮食营养质量下降，很多人都觉得身体疲惫、食欲缺乏。有的人吃点东西就胃胀不消化，还硬要说自己节食减肥，就要把胃缩小。如果真的关心自己的美丽分数的话，建议女士们还是好好关爱自己的胃肠，千万不要故意给它添堵——因为如果那样的话，美丽减分会是必然结果。

　　胃肠的意义，其实绝不仅限于容纳食物。饮食的意义，也绝不仅仅是饱腹和满足口福。人的身体就像一架精密的机器，它所要加的燃料和润滑油，它更新配件所需的各种原料，都来自于食物。如果三餐食物吃进去，却不能被身体充分吸收利用，或者所吸收的营养成分比例失调，那么后果是可以想见的——身体机器运转效率低下，顾此失彼，频出故障。表现在脸上，就是脸色灰黄、斑痘丛生、粗糙干涩。

研究还发现，如果胃肠功能太差，人体没有办法充分消化食物，就会有一些没有充分消化的食物片段产生。同时，由于身体代谢机能低下，肠道细胞不能及时修复更新，就有可能把没有充分消化的片段"漏"到血液里面去。这些不该进入血液的片段会引起免疫反应，还会造成身体的种种不适，从头疼到湿疹，从鼻子咽喉被黏液堵塞到莫名其妙的发胖……都可能是所谓的"慢性食物过敏"症状。

怎样才能让肠胃正常呢？对于消化功能低下的人来说，除了及时治疗、尽量不喝酒、避免冷饮冷食、避免过度刺激的辣椒等调味品、少吃伤害消化系统的药物之外，还要消除不利于消化吸收的各种不良习惯。也许以下几个有关生活习惯的忠告有点像老生常谈，但是似乎能做到的人不多哦。

1. 专心用餐。在高度紧张的时候，人们常常会吃不下饭，严重的甚至会胃疼。工作紧张时最容易发生消化不良和溃疡病，因为交感神经长期过度兴奋就会抑制植物性神经系统的活动，包括消化吸收功能。所以，无论怎么忙，都不能一边看电脑一边吃东西，不要在饭桌上谈工作，更不要在饭桌上教训孩子。要放下工作，忘记烦恼，放松心情，专心吃饭。

2. 细嚼慢咽。这个说法人人知道，做到的却寥寥无几。对于那些胃肠消化功能较弱的人来说，细嚼慢咽尤其重要。如果牙齿不能认真完成它的本职工作，唾液也不能充分帮忙，那么胃就被迫加班工作，把大颗粒的食物进一步揉碎成足够柔软的食糜。您想想，胃里有牙齿吗？当然没有。靠一个柔软的器官来揉碎食物，多么辛苦啊！如果食物不够碎，就不容易被小肠里的各种消化酶所消化。您想想，是消化一个硬疙瘩容易，还是消化柔软的糊糊容易呢？这样小肠也势必要更辛苦地工作。所以，最简单的方式就是尽量嚼烂嚼碎，不仅有利于消化，还能帮助控制食量。

3. 按时吃饭。胃肠喜欢有规律的工作，到点就分泌消化液。如果经常到点而不吃，非常容易造成消化不良或烧心反酸的后果。经常一顿饥一顿饱的毫无规律，胃就会失去判断饱饿的能力，无法控制食欲。千万不要以减肥为借口忽略一餐。如果真要通过少吃的方法来控制体重，建议仍然按时三餐，只是把主食和动物性食物的数量减少，把多油的菜换成少油的菜，但蔬菜水果的量只加不减，而且还要多喝汤水来增加饱腹的感觉。

4. 备好加餐。如果因为工作繁忙，确实不能及时用餐，那么一定要准备好"备荒食物"，比如水果、酸奶、坚果，哪怕是不那么健康的饼干（尽量选脂肪偏低也不过甜的）也比不吃好。记得加餐的时间非常之关键，一定要在饿得前胸贴后背之前来吃这些食物。比如说，知道6点会饥饿，就在5点钟喝杯酸奶，能把饥饿时间推迟一个小时；6点再吃个香蕉或苹果，又能把饥饿推迟一个小时。这样，等8点完成工作时，仍然不觉得太饿，再放松地喝碗杂粮粥，吃盘清爽的蔬菜，晚上就能舒舒服服地按时休息。

5．把觉睡好。无论压力多大，都要按时睡觉，睡前半小时要放松心情，忘记休息以外的其他事情。把8小时觉睡好，身体就有足够的时间和精力来做好内部修复工作，胃肠细胞3～4天就要更新，所以能够推测，胃肠的修复对睡眠情况非常敏感。很多人都有这种经验，一旦睡眠不足，或者睡眠质量低下，消化功能就容易下降，不是食欲缺乏，就是胃部胀满，要么是大肠不畅……

6．少吃坏油。很多饮食店中反复加热的油，都对胃肠十分有害，研究证明这种油与肠道慢性炎症和肠易激综合征等消化系统慢性疾病有所关联。所以，胃肠不好的人更要节制自己的不良嗜好，不要吃煎炸熏烤食品，不要吃那些口感黏腻的炒菜，以及各种不知放了什么油的小摊面点。烹调方法尽量采用蒸、煮、炖等，不要过于担心加热到软会破坏营养素，因为即便损失一点维生素，也比吃了不消化要好。维生素可以用丰富食物品种的方法来弥补。

7．食物柔软。令胃肠负担最小的食物是富含淀粉、各种抗营养因素又比较小的细腻食物。比如山药泥、芋头泥、土豆泥、大米粥、小米粥等。渣子太多的老玉米不适合消化不良者常用。但是，这绝不意味着胃肠不好的人只能吃精白米和精白面，因为它们的营养价值太低，长期食用并不利于胃肠机能的提高。对于那些不太好煮但是营养价值高的食物，可以用打浆、打粉、煮烂等方式来减少胃肠的消化负担，保证其中丰富的营养成分能更好地被人体吸收。比如说，用豆浆机把糙米、小米、大黄米、红小豆、燕麦、山药、芝麻等富含B族维生素和多种矿物质的食材打成浆，每天喝，胃肠会感觉很舒服，消化吸收的容易程度也比打浆之前明显提高。

8. 轻松运动。饭后散步，或者饭后做点轻松家务，对于消化不良者是个好习惯。刚吃完饭并不适合剧烈运动，不适合快走，但不意味着连慢悠悠地散步也不可以。出门散步的好处，很大程度上在于让人精神放松。如果不散步，可能会看电视、看电脑、看杂志等，而脑力活动更不利于消化吸收。在饭后两小时之后，可以做些不太累的运动，快走、慢跑、跳操、瑜伽等都可以。适度的运动有利于改善血液循环，对消化吸收能力也有帮助。

如果肠胃的问题比较严重，建议及时去医院寻求治疗，同时还可以根据医生或保健师的建议，吃一些助消化的非处方药物，比如消化酶类、益生菌类、维生素和微量元素等。无论什么情况，都要记得胃肠功能靠养护。即便吃药后暂时好转，如果不能改变错误生活习惯，早晚都会再次恶化。

等到慢慢把胃肠养好，照照镜子就会看到自己的变化：脸色亮了，从内而外地透出红润，皮肤细腻了，斑痘也少了。这些美丽效果，是用什么护肤品也得不到的呢！

·保养皮肤的几点体会·

很多女性朋友都曾问我，如何保养皮肤？这个话题其实我说不太合适，因为我不是美容专家，在这方面所采取的"保养"措施也非常有限。但是大家不相信，说我的皮肤紧致程度不像奔五的人，一定会有自己的经验。

我回答：如果我能用某种简单方法来把皮肤的种种问题搞定，我恐怕会马上弃学从商，因为这种知识的经济效益太可观了，可惜我没有。

在这里，我就简单说说自己对护肤问题的看法和体会，不代表任何护肤专家的观点，甚至可能会令你感觉惊讶……但希望每个女性都能知道，皮肤因什么而美丽。

首先必须说明的是第一个真理——皮肤的特性，在很大程度上是遗传决定的。如果父母一方或双方比较白皙，那么孩子也有希望遗传到白的肤色。如果父母一方有生痘痘的经历，那么孩子长大后长痘的可能性也比父母双方没有痘痘的人更大。每个人只能在遗传特性的基础上尽量让皮肤状态健康，而不可能改变遗传的肤色和肤质。

其次要说明的是第二个真理——皮肤的状况，与身体健康状态有密切的联系。皮肤是面子，不错。但是，皮肤也是身体的一部分。它的枯荣，是整体健康的外在表现。一个贫血的人不可能有红润的脸色，一个失眠的人不可能有光泽的皮肤，一个重病的人必然憔悴或脸色蜡黄。只有身体健康、营养充足、活力十足的人，才能表现出光泽滋润紧实的皮肤状态。无论是白是黑，健康的皮肤都会给人以美感。

第三个真理是，面部皮肤的松弛与否，很大程度上取决于肌肉的充实和体能的充沛，一个全身松垮的人，面部皮肤不可能紧致。可以这么说，面部下垂是衰老的最明显的证据。当一个人体力很差、无精打采、肌肉松软的时候，皮肤也很容易松弛。对于一个年过三十的人来说，熬夜之后或者精神上过度疲劳之后，很容易出现面部下垂的迹象，这是什么化妆品都无法掩饰的。即便完全没有皱纹，即便水分充足，只要面部下垂，衰老迹象就昭然若揭。

第四个真理是，面部皮肤是否红润，与皮肤的供血关系十分密切。皮肤的血管非常细，而且居于身体的最外层。如果身体贫血，或者血液循环效率低下，皮肤就得不到足够的营养和氧气，无法透出红润的光泽，显得黯淡枯干。营养靠合理的三餐来供应，过度节食或者油腻厚味都有害皮肤。要提高微循环的效率，还需要足够的运动。运动能改善心肺机能，让血液能充分供应到最远的末梢血管。

第五个真理是，皮肤是否清爽和光泽，还与身体的消化吸收、排泄和解毒功能密切相关。消化吸收好的时候，食物中的养分能充分被吸收，面色就有光泽；消化功能差，食物中没有充分消化的部分进入身体之后会增加肝脏负担，甚至引发免疫反应。食物残渣从大肠排出，经过肝脏处理的毒物和废物从肾脏排除。如果这两条排泄途径的功能不尽如人意，那么皮肤的清爽也就无从保证了。

之所以唠叨这些，是因为大部分人遇到"面子"问题，总是想从外部来解决，而很少考虑到如何全面改善自己的身体健康。

下面说说我怎样对待自己的皮肤。

据说，护肤是从洁面开始的。但至今为止，除了偶尔去电视台录节目之后必须卸妆，我从来不用洗面奶，更不用什么"深层清洁"。早上用冷水洗脸，如果水不是很凉，晚上也用冷水洗脸。先用冷水打湿皮肤，再用毛巾抹两圈，然后用拧过的湿毛巾拍去多余水分。都说清洁毛孔是美容第一要务，而这么多年过去了，生活在北京，平均一个月都不进一次美容院，还没发现自己脸上有积累污垢的迹象。

我坚信，自己的皮脂腺分泌出来的皮脂，是纯天然的美容润肤产品。它无污染，无刺激，纯天然，最适合自己的皮肤。它能保水，还能帮助我们挡住各种灰尘和污染。用洗涤剂去掉它，再用各种化学合成品混合而成的护肤品来完全替代它的滋润作用，实在是非常可惜的事情。

很多朋友都有这样的经验，每天用洗面奶洗脸两三次，结果油越洗越多，毛孔越来越大，痘痘越来越多。而放弃它们，坚持用温水和凉水交替洗脸一段时间之后，皮肤慢慢地变得正常，油少了，痘痘也少了。还有一些朋友发现，在没有风沙和扬尘的情况下，两天不洗脸反而会令自己皮肤变得光泽滋润。这些都说明，至少对于部分人来说，洗面奶对皮肤是一种不良刺激，远离洗面奶之后，皮肤恢复了自己的健康平衡状态。

若一定要问我有什么特别的注意，那就是我喜欢在水里加醋。皮肤喜欢pH值为5左右的水，而北京的硬水pH值在8以上，往往让南方的美女们感觉不舒服。解决这个问题很简单，用1茶匙的醋就搞定了。请注意是用那种小咖啡勺，加酿造米醋1小勺，放在半盆洗脸水中。请一定记得——千万不可以让醋直接接触皮肤！醋酸的刺激性非常强，非常伤皮肤，必须稀释到几乎没有酸味的状态才能接触脸。这种极稀的醋水能让皮肤感觉舒服，也让毛巾不会变硬。另一个意想不到的好处，是帮助家里的下水道长期保持通畅。

北京气候太干燥，毛巾擦脸之后，皮肤甚至会在1分钟之内变干。要赶在没有变干之前，把保湿露涂在脸上。如果已经变干，就再用醋水洗过的湿毛巾拍一下。很多人洗后在脸上先拍点平衡水，大概也是这个目的。

人们特别关心用什么样的护肤品。但我对护肤品没什么特殊要求，从来不在乎牌子，感觉几十元的和几百元的也没多大的效果差异，关键是用对感觉。我的皮肤可能是中性偏干的类型，冬天，保湿是主要需求，夏天用一般的乳液就行。

我的保湿经验是，先用一层水分充足、几乎不含油的补水凝露，然后涂上油分较足的保湿霜，或者直接涂杏仁油等植物油（美容产品或食用产品均可），无论多干燥的天气都没问题了。这是因为皮肤需要的是水不是油，而水分在干燥空气中蒸发又太快，故而需要用油分多的保湿霜在外阻止水分蒸发，封住门户，同时滋润角质层，由含水高的胶冻物质在皮肤表层长时间供应水分。

28岁之前，我洗脸之后什么都不用，后来开始用宝贝霜，35岁时开始考虑眼睛周围要涂上保湿霜，40岁之后开始注意两种类型护肤霜的配合……皮肤越衰老，对护肤品的需求就越强。一个人如果太依赖某种高档产品，那只能说明皮肤已经很差了，离开它们的保护就会现出原形。

护肤品只是一种外在保护，它们不可能改善皮肤内部的机能，各种夸大宣传都不必相信。我选择日用护肤品的原则是，凡是声称有美白作用的不买，凡是声称有杀菌作用的也不买。前者担心对皮肤有刺激或堵塞作用，后者担心引起皮肤表面菌群的紊乱。隔离霜基本上不用，即便有空气污染，我也认为皮肤能自由呼吸是最重要的。至于粉底霜之类的化妆品，只有在录电视节目的时候才会接触它。夏天如果不是出远门或去海边，连防晒霜也不用，只戴上遮阳帽就好了。当然，如果防晒霜不油腻，我并不拒绝在面部使用，但我也不怕夏天过后皮肤微微晒黑，因为全身接受阳光，能得到更多的维生素D。

一定要记得，我们要的是健康的皮肤本身，不是要一张护肤品和化妆品造出来的"面膜"，对不对？要想让皮肤健康，就要由内而外，让自己的身体保持健康。

个人体会，睡觉是最好的美容方法。人们都知道皮肤在夜里进行组织更新和修复，如果能在晚上11点前入睡，而且睡到自然醒的话，皮肤就会发亮、紧绷。什么高档美容品都不可能达到这样的效果。很多女性一边每月花上千块钱来护肤美容，一边天天熬夜，远不如用几十块钱的面霜，同时早点睡觉。

运动是非常好的美容措施。让身体能够热起来，心肺功能得到一点挑战的运动，能大大改善血液循环状况，使皮肤透出红润和光泽。每次运动之后，都发现脸上呈现健康的粉红色，经常运动的时候，肌肉力量增强，脸上不容易松弛，皮肤质地也更有弹性。这些效果，都是护肤用品所不能替代的。

至于饮食方面，所有增进健康的饮食方式都有利于皮肤，但具体应当怎样吃，还要看个人体质情况具体考虑。一般而言，少吃油腻，少吃辛辣，少吃太咸和太甜的东西，少吃加工食品，饮食清淡天然，是必需的条件。没有哪一种食品能够像灵丹妙药一样让皮肤快速改善，长期的健康生活才能让身体一直保持活力，从而透过皮肤表现出来。时尚媒体经常宣扬柠檬美容，或是木瓜美容，或是薏米水美容，这些说法基本上都不必迷信，也不可能适合所有的人。

永远不能忘记，人的年龄不仅仅靠皮肤来反映。即便靠拉皮、换肤做出一张18岁的脸，但是无神的眼睛、臃肿的身体、迟缓的反应、沉重的步态，马上就会暴露女人的生理年龄。如果及早开始健康生活，长葆身心的年轻状态，面部自然也能焕发青春的光彩。

• 掉头发是因为缺营养吗？•

有位女士向我抱怨："现在我怎么掉头发这么多呢？原本我头发又黑又密，现在不仅少了一半儿，质量还特别差，没光泽，特别脆，容易断。这是怎么回事儿啊？吃黑芝麻顶用吗？"

以前操心头发问题的往往是男人，而且往往要怪罪到激素平衡上；其实现在女性的头发问题也不少，而且还真没法怪到雄激素头上。

头发的粗细、多少、弯直、颜色等性状，有很大程度的遗传性。父母中一方头发偏少或偏多，发质硬或发质软，孩子也可能遗传到这种特点。比如说，我遗传到母亲头发偏少而且细软的特点，而妹妹则遗传到父亲头发偏多而且粗硬的特点。

不过，如果和平常相比，头发的状态突然发生了明显的不正常变化，头发的脱落量比日常平均值明显增加，那通常是健康状态下降的表现。人们都知道，精神压力和情绪刺激会引起脱发，严重情况下甚至会大量脱发而导致局部头皮光秃的情况。老话说"贵人不顶重发"，其实是说操心多的人或过度用脑的人，通常要比操心少的人或体力劳动者的头发少。人们还知道，睡不好觉也是脱发的重要原因，睡足了头发才长得好。现在很多人经常晚睡熬夜，或睡眠质量低下，对头发的健康肯定是相当不利的。环境污染也可能是脱发的原因之一，有毒元素中毒时常见脱发情况，因为这些有毒元素难以排除，而把它们送到头发里，再脱掉头发，是人体的自救方法之一。

另一方面，营养不良也会引起脱发。比如说，在明显缺乏蛋白质的情况下，头发不仅生长缓慢，还容易脱落，而且发质变差，头发变细、发脆、枯干、颜色变浅。这是因为，头发的本质是角蛋白，它就是一种蛋白质；头发黑色素的形成，还需要一种叫做"酪氨酸"的氨基酸作为原料。而制造黑色素和角蛋白的过程中，又需要多种B族维生素和微量元素的帮助，这些营养都来自于食物。

去养马的地方看看，营养好、身体壮的马儿，鬃毛是丰盈的，毛色是光亮的。如果马儿生了病，或者营养不良，毛色就会发暗干枯。家养的猫猫狗狗也是一样，宠物身体好的时候，毛的状态才会好。

除了头发之外，皮肤、指甲的主要成分也是蛋白质。膳食中蛋白质供应不足时，它们的质量也会受到影响。所以会出现皮肤枯干、易起皱，指甲生长慢且发脆易断等情况。

当然，在缺乏蛋白质的时候，头发绝对不是唯一的受害者。所谓"面黄肌瘦"，就是营养不良时的典型状况。血液中也有很多蛋白质，在营养不良时会发生贫血，脸色会蜡黄，女性的月经也会受到影响。肌肉是身体中蛋白质最集中的组织，营养不良的时候，就会出现"肌瘦"的情况，或者水肿的情况。身体极为聪明，如果蛋白质供应严重不足，它可不会在连维护内脏、血液、肌肉的重要事务都搞不定的情况下，却把蛋白质拿来专门照顾皮肤和头发这些外在的面子活儿。

说到这里，女士突然想起来什么："水肿？对啊，我就是水肿体质啊，你看我这小腿上，一捏就是一个坑，可是我肾脏没毛病啊。我曾经断食一个月，只喝点蔬菜汁，想着好好排排毒，结果也没把这水肿治好。"

我很遗憾地告诉她，她的水肿很可能是由于营养不良所致。蛋白质不足的时候，血液中蛋白质含量下降，造成血液渗透压下降，管不住那么多的水分，于是水分就会从血管跑到组织当中，引起组织水肿。如果再天天喝蔬菜汁，蛋白质摄入量微乎其微，营养不良只会变得更严重，这水肿怎么可能好呢？

　　我私下里想：一个月有一两天喝蔬菜汁还是没问题的，连续喝一个月怎么可能不造成营养不良呢？即便看了《1942》电影里那些饥饿的难民，很多人恐怕还是难以理解营养不良带来的苦难。甚至还争先恐后地用各种披着美丽外衣的断食方法把自己变成那种营养不良状态——在这食物极大丰富的时代。有时候想想，现代人类真是一种不可思议的动物啊。

　　其实，在节食减肥的女士当中，这种营养不良性水肿的情况屡见不鲜。她们以为自己是仙女，可以不食人间烟火而活着，毁损的却是自己的健康。

　　女士说，我现在不缺蛋白质啊。食物中的蛋白质是哪里来的呢？不就是鱼肉蛋奶和豆制品嘛。我有营养知识。我早上吃个蛋，中午吃点豆腐，晚上喝杯牛奶。就是完全不吃主食不吃肉，改成水果当饭而已。

　　其实，问题就出在这里。正常情况下，成年女性每天吃相当于250克大米的主食（当然也可以用杂粮、薯类、杂豆等替代一部分），就能得到约18克蛋白质。如果用水果替代，其中的蛋白质就非常少了。而她又不吃鱼肉类和坚果，所以一天中的蛋白质也就吃到身体需要量的一半。

　　除了蛋白质之外，她的B族维生素和微量元素也是严重供应不足的状态，特别是主要来自于杂粮和肉类的维生素B_1，而维生素B_1缺乏的时候也可能导致下肢水肿。肉类和坚果是微量元素的好来源，比如铁、锌、锰等，如果它们不足，头发的质量也会受到影响。所谓吃黑芝麻补头发，其实正因为黑芝麻所含的微量元素比较丰富。只不过，黑芝麻中的微量元素含量超高，但也含有大量草酸和植酸，吸收率远低于肉类。如果能双管齐下，吃黑芝麻酱的同时也吃肉类，效果会好得多。

出现这些情况的人，通常消化吸收的状态也不尽如人意。吃同样的东西，消化吸收好，身体得到的营养就多；得到的营养足，消化吸收系统的功能也会得到保障，否则，在蛋白质、维生素和矿物质不足的情况下，胃肠细胞的更新都无法正常进行，消化能力必然下降。这也是女生节食减肥之后容易出现消化能力下降的原因。

说到这里就想起，曾有个女生告诉我，自从她节食减肥，头发就越来越干枯，皮肤也变得没有光泽。假期回家，父母每天给她做大鱼大肉，逼着她吃下去，一个月过去，头发就明显变得强韧而有光泽，脸上也变得光润饱满。其实也不是什么神奇的事情，不过是把蛋白质和微量元素补足了而已。后来，她回到学校继续节食，头发自然也就回到了以前那种干枯发脆的状态。

遗憾的是，很多女性多年陷入这个"节食-营养不良-消化吸收下降-代谢率降低-体型松垮或水肿-再节食"这个低生命质量的怪圈，却从不反思原因，总想用什么"排毒"之类的方法来处理，或者用什么洗发露美发霜来解决。身体内部的功能这么差都不在乎，担心的却只有自己的头发，可为之一叹。

我说："你这种情况，真不是十天半月能够调整到正常状态的。建议一边去看消化科，必要时吃点助消化的药，同时必须恢复正常三餐，重点把蛋白质给吃够。同时，去医院检查一下身体，除了排除各种疾病可能之外，再看看有没有贫血缺锌状况，甲状腺素和女性激素水平是不是正常，等等。必要的时候，还要做营养素的增补和相关的治疗。"

补够了营养，身体健康恢复之后，水肿会慢慢消退，头发的状态自然也会好起来的！

第二章

管理好你的体重，身材苗条更健康

①

肥胖问题，该引起重视了

中国人越来越胖｜我国成年居民超重率由2002年的28.1%增加到32.4%（体重指数在24～28之间），肥胖率由9.8%增加到13.2%（体重指数超过28），增幅分别为15%和33%。

防微杜渐，防肥趁早｜不要成为胖子中的一员！防胖容易，减肥难。只长胖两三斤就开始控制，很容易就能回到正常状态；一旦已经超重20斤以上，再回到理想体重就比较难了。

中年发胖，老了易变傻｜中年若发胖，老年易变傻——一项以8534名65岁以上老年为对象的跟踪研究中如此发现。中年时体重超重或肥胖（BMI高于25）的人，与体重正常者相比，患阿尔茨海默病和血管性痴呆的风险高出80%之多。减肥不是女人的专利，男人长胖更麻烦。看看自己有没有青蛙肚子？如果有，赶紧运动减肥吧。

男人不能长出奶油肚｜女孩太瘦则雌激素水平可能过低；男人长出

肥肚皮，雌激素水平就必然上升——女人固然需要一点皮下脂肪才柔美，男人则不能因肥乳油肚失去雄性刚阳啊。

给男性一点减肥动力 | 男人不像女人那样有减肥动力。但是他们一旦认清道理，会比女人更有毅力。刺激一下有好处。必须用各种方式刺激男人们减肥。为了他们的健康，为了中国人不做东亚病夫。有了良好的体能，才有雄性的魅力。阳刚之气是要靠充实肌肉来支撑的。

追求苗条有活力的身体状态 | 把大腹便便当成男人的成功标志，这是初级阶段的体型审美观。发达国家中的普遍情况是，社会经济地位高的人苗条有活力，穷人肥胖率高。美国研究认为，体重相关的健康状况，已经成为社会经济不平等的体现。

精壮的男人生育能力强 | 有研究发现，男人的体重和体脂肪过高，精子质量越差，生育能力越低。肌肉多、脂肪少、体能强的男性，生育能力也强，这其实是大自然的共同规律——在野生世界当中，雄性哺乳动物的体能一旦下降，就会被剥夺控制权，失去传播基因的机会。其实女性也一样，体能好的女性在生育能力方面也有优势。

肥胖影响生育能力 | 孕前的营养准备，不仅包括营养缺乏方面的调整，也包括体重和体脂肪的调整。多年前便已发现，肥胖状态与生育能力有关，肥胖女性的人工辅助受孕能力较低，孕程中出现流产、早产、妊娠糖尿病、妊娠高血压等风险也比体重正常者高。

身体胖更易发生营养不良 | 身体胖，不等于肌肉多，不等于不贫血，不等于营养好；当然，也不等于不怕冷、有力气。肥肉多叫做胖，肌肉多叫做壮，两者不是一个概念。最近我国营养研究者发表了一份研

究结果，汇总分析大量数据，发现肥胖者当中发生缺铁性贫血的比例反而比正常人高。

预防肥胖，要抓住关键时期｜人生肥胖的几大关键时期，你现在处在哪里？从胎儿期到婴幼儿期的人生前一千天；青少年期；就业后和新婚后；孕期和哺乳期；中年期和更年期。在这些关键时期中，如果发现有趋向肥胖的蛛丝马迹，一定要及时采取措施。此外还有节食减肥后的反弹期，更要理性对待。

疾病致肥，不得不防｜除以上6个时期之外，疾病致肥也不可不防。因为患病卧床期间缺乏体力活动，肌肉严重衰减，很多体型正常的人变成胖人。一些药物、激素的使用可能增肥；家人以"补充营养"为名的殷勤照顾，也容易让脂肪和热量过多。如不努力健身，很难恢复苗条身材。

②

胖不胖，不能光看体重

体重一样，身材不同 | 体重不是是否需要健身减肥的唯一依据，关键看体脂肪含量和身体充实度。哪怕体重很轻，松松垮垮或皮包骨头也很难看，而且不健康。我现在身高164厘米，体重53公斤。但同样这个身高体重，因为肌肉含量不同，身材的差异也会非常大。

先弄清自己胖不胖 | 搞明白什么叫做肥胖很重要。不胖的女孩不要乱减肥，脂肪确实过多的男人不要因为没人嫌弃而不肯减肥。

不必每天称体重 | 很多女生发现自己的体重忽上忽下，饭后增加0.5公斤，下午又下降0.3公斤。称体重最好每月1次，月经干净后次日，早上排便后，吃饭前穿内衣称。女人经期前后体重会波动两三斤，进食、喝水、排便都会影响体重，每天称几乎没有意义。此外，家用体重秤误差是0.5公斤。

排便之后称体重 | 食物在胃里停留4~6小时，在小肠停留8~10小时，

在大肠停留时间更长，从摄入到全部排出需要2～3天时间。粪便本来就不是体重的一部分，称体重必须在排出大小便后称，否则不算数。靠排便减轻体重是个伪概念。减肥是减少体脂肪，不是让人拉肚子失水。

即使不超重，可能也需要减肥｜即便体重在正常范围之内，有些女孩也该减肥：1. 腰腹部位有很多赘肉；2. 双臂、双腿非常松软，甚至一动就晃荡；3. 胸罩能在背上勒出深沟。只不过，这种减肥不是饥饿节食，而是以运动健身为主要方法，加强内脏功能，增加肌肉比例，减少脂肪比例。这样减肥，体重不会下降，而体型却会日益漂亮有型。

体重不增也可能长胖｜如果是为了预防长胖，天天称体重更没意义。我通常几个月都不称一次体重，只捏一下腰腹部的肥肉。如果体重没增，肥肉却多了，那是最可悲的，说明有用部分（骨骼、内脏、骨骼肌）相对减少，脂肪率增加，衰老度上升。

体重下降未必是福音｜夏日过去，称重发现体重下降了1.5公斤。但是并没有觉得自己变瘦，体脂肪含量也没有变化，担心是肌肉损失所致。随着年龄增长，即便体重不变，肌肉也会逐渐丧失，基础代谢随之下降，人就更容易胖。要增加肌肉锻炼啦。

减重不多，未必减肥不多｜减重不明显，而脂肪率下降，特别是内脏脂肪含量明显下降的减肥，才是真正的健康减肥。增加运动而没有明显节食的时候，往往会产生这样的效果。

运动减肥，不用关注体重｜如果开始运动后反而变重，说明你原来体脂肪含量太高，肌肉严重薄弱。若这种身体状态持续下去，将来做准妈妈是非常容易发生妊娠糖尿病的。运动后虽然体重增加，但实际上体脂肪比例是在下降的。所以，运动减肥的人不要关注体重，别为秤上的数字失望抱怨，只需关注腰围、关注身材就好了。

胖不胖怎么评价 | 目前最受科学界认可的体重指标是BMI，称为体质指数或体重指数，是体重（kg）除以身高（m）的平方。在我国大陆以超过24为超重，日本和台湾以超过23为超重。另外，即便体重在正常范围当中，体脂肪比例也是个重要指标。30~40岁女性27%以上，40岁以上超过30%，就需要减肥。

要数字还是要身材 | 很多朋友抱怨自己辛苦运动之后，人是变瘦了，体重却下降不多，心理很受打击。我想问的是，如果反过来，体重减了，身材却臃肿如前，你会认为减肥效果更好吗？体重没变，但身材好了，活力强了，难道不是很好的成果吗？离开具体身材的体重数字有意义吗？

捏一捏，就知是否胖 | 要用最简单的方法来评价是否胖：自己捏一捏有没有肥肉，看一看腰腹上有没有游泳圈，后背上有没有胸罩勒出的深沟，上臂是否松垮下垂。

测试体脂肪的简单方法 | 如果家里没有体脂肪计，最简单的估计方法就是捏一下肚脐旁边1厘米处的脂肪。把肥肉轻轻提起来，看看有多厚。对女生，如果厚如一本畅销书，是正常的。若厚如字典，那就要减肥了。当然，仪器测定体脂肪含量更准确。

你的腰臀比是多少 | 运动减肥的朋友常常因为半个月过去体重没有下降，而沮丧地放弃努力。其实是因为指标用错了。建议减肥时不要天天称体重，而是每周量一次腰臀比，每天捏捏腰上的肥肉。腰臀比下

降，说明减肥卓有成效，内脏脂肪减少，活力增强，体型变得漂亮。

腰臀比测定方法 ｜ 腰围最细处，比上臀围最宽处，就是腰臀比。如果实在找不到腰，就找一下肋骨下缘，然后向下摸，找一下髂骨上缘，两点之间的中线就是腰。一般认为，女人的腰臀比超过0.85、男人的腰臀比超过0.90，就比较危险了，但我觉得这个标准定得太宽松。和年轻时的腰围相比，升高10厘米就要高度注意了，别等到找不到腰的时候再行动。

追求比重，胜过追求体重 ｜ 为何运动之后体重不下降，但看起来瘦了？为何体重减了，身材却没变好？同样体重，不同形象，真的是这样啊！我们都要做体重不低但看起来苗条紧实的高比重人，不要做那些体重不高但是身体松软膨大人⋯⋯

与其管理体重，不如管理腰围 ｜ 在同样体重下，中国人似乎肌肉骨骼比例偏低，而脂肪含量偏高。君不见大街上那些腹部突出的人们，四肢并不发达，体重并不惊人。这也给他们和家人造成"不太胖"的假象。所以，与其让国人管理体重，还不如让他们管理好腰围，控制腰臀比，对预防慢性病更有实效。

腰越粗，得慢性病风险越大 ｜ 看到2010年的北京居民健康白皮书，男性成年居民的平均腰围居然高达87.8厘米，女性79.7厘米。而且就连18～30岁的年轻男性，腰围也高达82.7厘米。年轻女性是73.2厘米，40岁就上升到80厘米。腰围越粗，慢性病风险越大，该减减肥了。

腰围大，则内脏脂肪多 ｜ 相同的肥胖程度，亚裔人患糖尿病的风险比白种人更高。简单易行的内脏脂肪评估方法就是测量腰围，中国人男人腰围＞90厘米，女人超过85厘米，内脏脂肪必然超标。

侧腰上肥肉多，应该减肥 | 女性腰围在80厘米以上，男性腰围在85厘米以上，已经很令人担心了。腰围多少合适其实并没有绝对指标，只要自己捏一捏腰部侧后方的肥肉，如果能捏起一大把，就知道是否脂肪过高了。如果已经找不到腰，那就赶紧管住嘴迈开腿，消耗掉这些危险的多余脂肪吧！我是在腰围72厘米时减肥的，因为已经有游泳圈了。

减腰围才是真减肥 | 人还没有老，肚腩就凸显出来的人们，要小心了。即便体重不超标，只要腰粗肚子肥，也会加速动脉硬化的进展过程。对于体重并不过分的人来说，减肥的关键不是减重量，而是减腰围、增肌肉！

肚子肉太松，需要减肥 | 晚上睡觉的时候，取侧卧位，把腿伸直，脚尖绷直，然后看看自己和家人的肚子。肚子略有点弧线还好，如果肚子松松地摊在一边，说明肌肉薄弱，同时体脂肪过高，该运动减肥了！有人躺着中枪没有？

肌肉紧实才有好身材 | 女孩们好像都很怕长肌肉，其实肌肉严重不足的人，瘦则皮包骨头，胖则臃肿松垮，不可能有优美的身材。一定要记得，肥肉比水轻，肌肉比水重。如果身体肌肉充实，同样体重下会显得更苗条有型。以前看过电视报道，说委内瑞拉的选美女孩们每天在专家指导下健身锻炼两三个小时，才能维持身材的完美状态。

肌肉充实让人不易发胖 | 某电视台的人来家里采访。两位女编导拿起我用的臂力棒，一个都掰不动。再拿起拉力器，一个都拉不开。我给她们示范之后说：如果你们用这些感觉很轻松了，那么即便顿顿吃饱也不会长胖了。只有肌肉足够充实，才能形成不易胖的体质。

③

科学瘦身，从摆正观念开始

你是在为时装而瘦身吗｜流行女装设计不合理，号码过小，可不是简单的审美问题！它诱导女生不当减肥，损害年轻女性的体质，而这些女性是要做母亲的！最终的结局是下一代质量降低，影响我国人口素质，绝非危言耸听！

想瘦也许只是因为你不自信｜某体型正常的女生立誓节食减肥，饿得受不了之后，又难以自制地狂吃，结果既贫血又肥胖。问其原因，答：某日购衣时，被女摊主鄙视了。我说，她鄙视你？不过是你太缺乏自信罢了……那些因买不起某种奢侈品而自卑的人，因未升职而抑郁的人，一起努力，让内心强大点吧。

不必为爱情而拼命减肥｜真正爱你的人，不仅仅爱你的美丽，更珍惜你的健康、快乐和自尊。若仅仅爱身材、爱美貌，那种爱当中有太多的欲望和虚荣。问自己这样一个问题：若你失去了魔鬼身材，若你容颜渐老，他还能同样爱你吗？如果答案不肯定，说明他未必值得你付出一生的爱情——给那些为了爱情而拼命减肥的女孩。

且"肥"且珍惜｜青春妙龄时，脸颊饱满，身材苗条。年长之后，脸颊瘦塌，身材臃肿。所以，千万不要因为"婴儿肥"而抱怨，因为这种状态是年轻时所特有的，也是健康活力的身体才能拥有的——且"肥"且珍惜。

谁在逼女性变得更瘦弱｜按阴谋论的思路，很可能正是因为男人体能日益下降，所以最近20年来媒体和社会环境大力逼迫女人瘦身，衣服的版型越做越瘦，女性深受美学和时尚的压力……呵呵，只是调侃而已。事实是，我国中青年女性超重肥胖率明显低于男性，而发达国家一般女性肥胖率高，或两性差异不大。

细腰丰臀更健康｜很多女孩为了腿粗一点而减肥，其实研究发现，腿部的脂肪有利于预防糖尿病，而腰腹脂肪会促进糖尿病。相比而言，上身丰满、臀小腿弱的体型不利健康，细腰丰臀却是一种健康体型，不必自卑，应当自豪。

认清减肥目标｜我们减肥只是要减掉多余的脂肪，也就是赘肉。如果减掉的是骨骼、肌肉、内脏、血液之类有用的部分，那么减重还不如不减。而且减重之后身体受损，基础代谢下降，人会气色变差、萎靡不振，而且更容易胖。

选择可持续的方法｜不论别人怎么说，自己的身体感受始终是最正确的。身体感觉舒服的事情要多做，感觉不舒服的事情要尽量避免，比如做熬夜，比如暴饮暴食，比如残酷节食，比如做让人关节不适的运动。减肥也好，塑形也好，改善"三高"也好，都要选择你最乐于接受、能够长期坚持的方法。

只减肥肉，不减瘦肉｜老年人和年轻人，男人和女人，在节食减肥过程中的体成分变化不一样。同样是蛋白质摄入量不足的状态，老人和女性损失肌肉的比例更大。蛋白质不足的减肥，很可能是肥肉没有减少，瘦肉却大量丢失。热量降低幅度小，饮食内容合理，加上有充足运动的减肥，更能保证只减肥肉、不减瘦肉。

怎样减肥最安全｜长期不吃饭，肯定会营养不良，提前衰老；长期吃减肥药，肯定会受到毒害，损伤体质；只有长期运动，完全没有副作用，还能延缓衰老，预防骨质疏松，改善肤质，增强活力。那么，为什么人们宁愿饿着，宁愿吃药，也不肯运动呢？不克服懒惰心魔，很难得到真正的好身材。

健身减肥才是王道｜如果只靠节食，即便瘦了之后，遗传的体型也不会改变。比如说原来是梨子的话，减肥后只是小一号的梨子而已。为了瘦臀瘦腿，把自己的上半身变成排骨，并不会变得更美。要想改变遗传的身材比例，最好做有专业指导的健身。

别依赖减肥药｜你不能一辈子吃减肥药，药都是有副作用的，命比体重要紧对不对？如果有反弹，也只能坦然接受。因为我们早晚都要停药的。如果以前做错了，伤了身体，要先改成健康的生活方式，再慢慢把赘肉甩掉，同时脸色、活力都要改善才行。

私人定制减肥方案｜靠模板食谱减肥不是很靠谱，因为每个人的情况差得很远。我吃了能减肥的食物，别人吃了未必能成功。最好是个体化指导。去找大医院营养科的营养医师来给你做方案吧。

减肥饮食的关键是可持续｜如果希望别人给你把每一顿的餐单都写出来，成功减肥的希望就不大。因为没人能按别人的餐单吃一辈子。靠外力，靠短期措施，总是难以持续的，必须自己懂得如何在各种情况下坚持健康饮食才能成功。

平日节制胜过偶尔断食｜营养摄入充足，不意味着多吃，吃撑。需求外的蛋白质、脂肪、淀粉和糖，既增加消化系统的压力，也增加肝肾的负担。若平日能自觉少吃几口，吃清淡些，身体自然轻松，省了排毒、断食之类的必要。当然，从促进经济发展的角度说，先花钱吃撑着，再花钱减肥，偶尔再请道长指导辟谷，是最能拉动消费的。

好饮食让人面对食物心平气和｜好的营养食谱，包括血糖管理食谱，虽然并不特别"下饭"，味道偏于平淡，但吃完却会让人感觉舒适，心理上不会产生被剥夺感。长期吃营养平衡的膳食，人会慢慢与食物和平相处，不易暴饮暴食；因为不缺乏微量营养素，身体就不会过分向往甜食；因为舌头的敏感度提高，也不会过度渴望油大盐多的食物。

④

慢减肥，甩脂掉肉不反弹

饮食热量减少幅度不要太大 | 只要各方面的营养素全吃够，少吃两三百千卡不会有害，但热量减少幅度太大就可能引起暂时的代谢紊乱，包括闭经等。所以应该慢慢减肥。但如果不想减肥，只想强健身体、改善紧实度，那么可以做300千卡运动，同时多吃300千卡。这样保持体重不变，但同时内脏脂肪减少，体型也改善了。

运动瘦出小鲜肉 | 男人减肥以运动为第一措施。腰腹肥胖的男人每天最少要运动40分钟，从快走开始，再加增肌练习。建议用低血糖反应食谱，因为腰围过大必然有血糖控制能力下降和甘油三酯升高等问题。热量1600～1900千卡之间即可，只要吃少油高纤维大水分食物，食物体积略多点没关系，不严重饥饿才能长期坚持减肥大业。

减肥不怕慢，只怕反弹 | 你是想减到绝经贫血，然后快速反弹，来回折腾，还是想每个月减三四斤，但从来不反弹，一直达到成功呢？减

肥最根本的问题在于心态。心态不好，必然失败。请记住，体重降低多快都不算成功，停止减肥之后能维持六个月以上不反弹才叫成功。

别拿自己当减肥实验的小白鼠 | 女孩子们不要被那些三天瘦五斤的减肥方法所误导。暂时体重下降不算成功，瘦了之后身体没有任何不良反应，甚至皮肤和气色更好，而且长期不反弹，才是成功的减肥。要想终生保持理想身材，还是绕不开健康饮食+适度运动的方法。我们不是小白鼠，不要成天拿自己的身体做营养不良实验。

成功减肥要可持续 | 成功的减肥法应当令人没有严重的饥饿感，没有明显的被剥夺感。只有令自己愉快的过程，才可以长期坚持。只有不伤害身体的方法，才令身体乐于接受。我们和肥胖的斗争要持续到五十岁之后，不可持续的减肥方法很难获得成功，更难维持成果。

减肥，不要光看减了多少斤 | 很多人对一个月减肥多少斤非常计较，总恨自己不如别人见效快。其实每个人情况不同。原来体重越高，减肥初期的减重速度越快；原来内脏脂肪越多，运动后减腰围效果越明显；原来身体肌肉薄弱，运动初期因为增肌效果会抵消体重下降；如果主要是臀和腿部的皮下脂肪多，瘦的速度就会比较慢。

减肥太快伤皮肤 | 保护皮肤的要点之一是保持体重基本恒定。皮肤不是橡皮筋，这两个月鼓起来，过两个月又瘦下去，来回折腾几次，必定导致皮肤提前松弛衰老。所有快速减肥的措施都极其有害皮肤健康，快速反弹也一样糟糕。我一直提倡慢慢减肥，这是重要理由之一。

慢减肥的五大理由 | 我一向提倡慢慢减肥，每月减三斤，理由有五个方面：1. 不造成营养不良；2. 不造成皮肤松弛；3. 不干扰代谢平衡；

4．不影响生活质量；5．时间长了形成习惯能够长期保持，避免反弹。

快速减肥不靠谱｜那些热衷于一个月减十斤二十斤的人，要当心。减重速度与体重基数关系极大。基数越高，开始时减重越快。只不过在中国，大部分高喊减肥的女士，实际上只需要减一二十斤，甚至几斤而已，实在犯不上冒那么大风险，采用不理性的快速减肥法来残害自己的健康。等再也找不回从前的活力和美丽，才后悔莫及，晚矣。

快速减肥可能实际上是增肥｜短期体重下降迅速的所谓"减肥"，其体重下降主要是蛋白质损失带来的。丢失一斤蛋白质伴随着三斤半的水分损失，所以体重下降特别快，但体脂肪率会相对上升。相比而言，减一斤脂肪只会掉秤一斤，但体脂肪率扎实下降。身体中的蛋白质减少会使代谢率下降，形成易肥难瘦体质。

饥饿减肥更易增肥｜对于大多数人来说，肥胖不是因为吃得过多，而是因为营养不良加上运动不足。饥饿让人更加营养不良，所以饥饿减肥之后，人会比从前更容易胖；运动不足让人消耗食物热量的能力下降，体重增加之后身体更加沉重更不想动，一步步深陷"少吃不瘦——懒动增肥"的怪圈。

快速减肥的常见危害｜1．营养不良体能下降。2．消化吸收功能下降。3．月经不调甚至闭经。4．易患胆结石。5．易患骨质疏松。6．基础代谢下降身体怕冷。7．情绪不稳定，睡眠质量下降。8．易反弹。9．掉头发。10．皮肤松弛。

快速减肥易造成胆结石｜都知道每天吃油腻厚味和身体肥胖会增加胆结石风险，减肥也会让人患上胆结石么？很有可能。当减肥速度超过每周1.5公斤时，胆结石发生的危险就大大增加。因为饮食太少和进食时间混乱会使胆汁长期淤积在胆囊中并浓缩。其实这已经不是新闻，20年前就有很多报道了。

减重速度越来越慢很正常｜胖不是一天胖的，瘦也不能很快瘦。慢慢减，不着急。拿出打持久战的恒心，不追求速度，每个月瘦几斤，一年时间就成功了，不痛苦而且无损健康。随着体重的降低，减重速度会越来越慢，别太关注体重，不反弹才是最重要的。

消除致肥坏习惯｜消除致肥坏习惯才是根本解决方案。真理看起来总是不如快速减肥的各种花招那么吸引眼球，甚至枯燥平淡得令人失落，但它是颠扑不破的。

⑤

减肥需要加强营养

成年女性一天的合适食量 | 粮食150～200克（生重，包括大米、面粉、小米、燕麦片等），加上杂豆50克或薯类200克（生重），瘦肉50克，蛋1个，酸奶1杯，水果半斤多，蔬菜1斤。推荐再加1小把坚果（去壳约25克），油不超25克为好。减肥时主食要减量。如果运动量大，或工作中体力活动较多，则需要加量。

肥胖是营养不良的表现 | 因为肥胖是营养过剩造成的，所以减肥就要少吃营养——这是极大的误解，也是减肥失败的原因。比较靠谱的说法是：肥胖乃营养不良所造成，所以减肥就要吃营养价值高的食物，远离营养素密度低的食物。

营养好了，才有力气减肥 | 有网友说，同事天天只吃酸奶加燕麦减肥，不仅没有明显瘦身，皮肤还越来越差。酸奶和燕麦虽然都是好食品，但只吃这两种食物太单调，营养素不平衡，还要担心贫血。乳制品

的铁含量低，人体对燕麦中的铁吸收率低，大量钙也会妨碍铁吸收。贫血的女生自然脸色就很差。记住这句话：营养好了，才有力气减肥。

没营养的食物更促肥 | 营养低的食物不仅不能减肥，反可能促进发胖。因为它们让身体不满足，食欲更旺，甚至造成代谢失调。想控制体重，就要在有限的食量里，优先吃那些营养价值高的食物，保证每天的营养平衡，四十多种营养素一种都不能少。

饥饿减肥太残忍 | 我一餐不吃饭都受不了，晚一小时不开饭就饿得难受。每天只吃一餐，不是太强了，是太惨了……坚决反对女性饥饿减肥，就像反对给女人裹小脚！凡是不能持续的减肥方法都难以成功，凡是营养不良的减肥方法都会损伤身体活力和美丽容颜。

小心减肥到闭经 | 从减肥节食开始，发生营养不良，到不来例假，至少要两三个月时间。身体损害容易恢复难，所谓冰冻三尺非一日之寒，恢复正常通常也需要三至六个月的时间。有时候，体重已经完全反弹，月经却仍然没有恢复正常。既然如此，何必当初。

营养不良可致闭经 | 减肥时，如果明显减少食量，即便体重不算低，女生也常会发生闭经，推测可能是身体的保护机制。少吃后体脂肪下降过快，瘦素就会快速减少，其他月经相关激素也受到影响从而闭经。食量增加之后，通常要等几个月时间才能恢复正常。所以减肥宜以增加运动为主，食量减少不超过三分之一。

减肥不能只喝杂粮粥 | 最近若干女孩子告诉我，因为减肥而出现闭经。有个女孩说，我天天吃粗粮和蔬菜水果，挺健康的啊！问题是，她不吃鱼，不吃肉，不吃豆制品。仅仅吃两碗杂粮粥，吃一碗煮蔬菜和两

三个水果，能量太少，也不足以维持基本的营养供应，身体没法不出问题。——"健康食品"一样可能带来不健康。

不吃主食，会造成蛋白质缺乏 | 减肥的女生常问："我不吃主食为什么就缺蛋白质呢？为什么正常吃主食一段时间例假就来了？难道每天吃一两肉不是蛋白质吗？"姑娘们没明白五谷为养的道理。碳水化合物有"节约蛋白质"作用。没有淀粉类主食，即便吃少量肉类蛋白，也不能很好地被利用，都当成热量消耗掉了。此外，粮食本身就含7%～10%的蛋白质。

极度压抑食欲，易患进食紊乱症 | 我一向反对摧残身心的减肥方法。人饿了要吃是天性，极度压抑食欲的结果，除了营养不良、消化吸收障碍，还往往造成暴食和厌食。如果情况严重，建议去求医，有专门治疗"进食障碍"或"进食紊乱"的专家。调整情绪，别压抑自己，多和家人朋友交流，多参加业余活动。

不要折磨你的身体 | 让身体健康有活力，它才有力量变瘦变美！千万不要折磨它，否则结果会和你的美丽愿望背道而驰。很多女孩不明白这个道理，付出惨痛代价之后，还不觉悟。反弹，松垮，水肿，掉头发，肤色暗淡，月经不调，消化不良，抵抗力差，食欲紊乱，沮丧，烦躁，失眠……这些错误减肥的后遗症你有没有？

远离营养差的食物 | 要想当减肥食谱中的食材，需要营养价值很高才行。凡是营养差的食物，根本不配做减肥食品。所谓垃圾食品，就是营养价值低、对身体活力贡献小、对长胖贡献大的食物。多吃这种食物，会让人一边长肥肉一边营养不良，甚至发生水肿。

要选择热量较低、营养较高的食物 | 减肥食品就是低热量食品吗？或者说，低热量食品就是减肥食品吗？事实是：只靠几种传说中的"减肥食品"，是不可能把身体所需营养都供应足的。正确做法是，主食、蔬菜水果、鱼肉蛋奶等各类天然食物都要吃到，但注意选择其中热量较低、营养较高的品种。

别用饼干代餐 | 很多女孩说要减肥，不去食堂吃饭，然后饿了吃饼干。100克的饼干能量高达450千卡以上，营养却很差。一袋饼干吃不饱，第二餐还会食欲上升，吃得更多。

不要寻求低脂肪的饼干 | 白馒头中脂肪占1.2%，热量880千焦；油条中脂肪占17.6%，热量1624千焦。苏打饼干中脂肪占28.7%，热量2181千焦；高纤煎麸饼中脂肪占34.0%，热量2137千焦。对比下，苏打饼干和高纤饼干比油条的脂肪和热量还多，没想到吧。饼干＝低蛋白面粉+油+糖/盐+多种食品添加剂。寻求"低脂肪无糖饼干"是徒劳的。如果饼干没油没糖，那不就是馒头干么？

小心减出抑郁症 | 科学新闻报道，有研究发现维生素B_1不足和老年人的抑郁症有关。实际上，维生素B_1是现代人非常容易缺乏的一种营养素，特别是粮食、豆类和薯类摄入少，吃猪肉量也少的人，更容易缺乏这种维生素。缺乏维生素B_1容易令人疲乏不堪，情绪沮丧。节食减肥的人要特别当心这种情况。

缺钙容易让人胖 | 越来越多的研究证据提示，同样能量水平下，低钙饮食可能与较高体脂肪率有关，并降低节食减肥期间的减脂效果。补充钙片的效果不及靠食物补钙的效果好。减肥期间一定不能忘记多吃富

含钙的食物：奶类、豆腐、深绿色蔬菜、虾贝类等。

节食易造成便秘｜减肥的女孩子们要注意，食物总量不足、蛋白质和微量元素不足，也会造成便秘。因为肠道的蠕动需要足够的食物作为保障，肠道的正常代谢和修复也需要足够的营养素来保障。过分节食的人、长期用水果蔬菜代餐的人，很少有消化系统功能正常的。

⑥

饮食防肥：加强饱腹感，
做到七成饱

令人饱腹感强的食物有哪些 | 让人吃得少而容易饱的食物有几大特点：纤维多，蛋白质多，油脂少，没有糖或低糖，水分大，含有植物胶则更好。减肥的时候，只要照着这个原则去选择食物，在同类食物中，就能选到能够让人吃饱而不胖的品种了。

高脂食品最不易吃饱 | 有油水的东西容易让人吃饱，没油水的东西更容易让人吃过量？事实正相反。因为按同样能量算，高脂食物的数量最小。同样100千卡能量，换算成油麦菜是588克，苹果是200克（1个大苹果），全脂牛奶167克（3/4纸杯），大米28克（1/4碗米饭），巧克力18克。哪个更容易让你饱？

油水少体积大，就有好的饱腹感 | 食物体积大、品种多，不等于能量会超标，更不等于吃了会发胖。比如菠菜焯拌，只需一小匙香油；

炒豆腐用不粘锅，放油很少；清蒸鱼不用放油；蒸红薯、煮八宝粥不用加入烹调油。体积够大、纤维总量够多、蛋白质也够丰富，饱腹感就会非常好。

油水大，就增肥 ｜ 油是热量最高的食材。食物没"油水"，人就需要吃更大的体积才能饱，没错。但油水大、体积小不等于热量低，更不等于不发胖。是否长胖不在于食物体积大小，而在于食物热量多少。现在饭碗越来越小，胖子却越来越多，很大程度上正是"油水太大"这个缘故。

为何脂肪令人饱腹感低 ｜ 饱腹感不按单位重量算，而是按单位热量算。脂肪的热量是9千卡/克，而淀粉只有4千卡/克，水是0。食物中含脂肪越多，算饱腹感时分母越大，而且脂肪会带来美味，让人更想多吃。

燕麦是高饱腹感食品 ｜ 燕麦是杂粮之一，压扁了就是燕麦片。很多人问，燕麦的热量比大米略高，为何还建议减肥的人多吃燕麦片呢？因为它吃到饱所需的干物质比米饭少，所以最后的结果反而是有利于减肥。吃一碗米饭不怎么顶饱，半碗燕麦饭就很饱了。早上喝一碗牛奶燕麦粥，干物质不多，但是很抗饿。

苹果和饼干，哪个容易让人饱 ｜ 同样的热量，没有营养价值的东西，只会让人发胖，却不能给人带来活力。营养好的东西，让你精神倍增而不发胖。另一方面，食物的内容不同，给人的饱腹感也不同。水分足足的300克苹果（必须是个超大超甜的苹果），和含同样180千卡热量的35克酥脆饼干（只有约3片），你觉得哪个吃了更容易饱？

巧克力和苹果，哪个容易让人饱 ｜ 人们通常感觉，脂肪多的食物在同样重量下更令人有饱腹感，这没错。但我所说的饱腹感是个科学概念，用饱腹感指数来表示，按单位热量来比较。比较的基准不同，得出的结论当然不一样——你用50克甜巧克力和50克苹果比，自然前者吃了觉得饱；但别忘记，前者的热量是后者的11倍！

食品美味公式 | 糖+油脂+酥/脆/软的口感＝美味。符合这个公式的食物必然诱惑力无穷，令人爱不释口。比如蛋糕，比如蛋挞，比如曲奇，比如派，比如糖霜油条。但这也是个不健康食品公式——营养素密度低，饱腹感差。

小心甜美酥饼 | 学生旅游回来，送我一种地方产的点心。小圆饼约鸡蛋大，很好吃，吃两三个完全没有饱的感觉。若吃同样热量的蔬菜或杂粮粥，早已胃中满满。对这类纤维少、油脂多、酥脆或酥软、味道甜美的食品最要警惕，因为按所含热量来比较，这种点心是最不"顶饱"的食物，极易吃过量而长胖。

减肥时要提高主食质量，限制数量 | 节食减肥的人，要特别注意主食的质量和饱腹感。杂豆的蛋白质含量是大米的3倍，令人饱腹感也更高，用红豆、芸豆、豌豆、蚕豆、鹰嘴豆、小扁豆等杂豆部分替代精白主食，对减肥是有利的。

低血糖反应减肥法 | 不吃甜食，减少白米白面的比例，吃多样来源的天然淀粉食物、大量的蔬菜、少量的水果，每天加些豆类和坚果，加少量酸奶、鱼和低脂肉，这就是低血糖反应高饱腹感的减肥生活。营养充足，令人心情愉快，可终生坚持。天然淀粉食物包括豌豆、蚕豆、红豆、绿豆、芸豆、各种全谷、马铃薯、甘薯、山药、芋头、藕等。

低血糖反应饮食好处多 | 低血糖反应的饮食模式有利于预防肥胖，预防糖尿病，预防心脑血管疾病，预防阿尔茨海默病，预防某些癌症……我相信这方面的研究证据还会不断积累。

白米白面别超过一半 | 少吃些精白淀粉，同时控制总能量，增加运动，是很好的防胖措施。我日常膳食中精白粮食的比例不超过50%，而且我不排斥坚果、蛋黄、奶酪这些脂肪多的食物，只要其中含有多种营养素，就是健康饮食的一部分，控制比例少量吃就行了，动物脂肪也不是毒药。

减肥是否需要少食多餐 | 如果平日习惯三餐，突然改成六餐，是很难控制总食量的。所谓少吃多餐有利瘦身，前提是总量不增加，能克制自己每次少吃点。否则岂不是会变成三餐之外加餐催肥吗？

家长不要逼迫孩子吃太饱 | 家长们不要给孩子盛饭过多，逼他们吃完，从小养成胃口过大的习惯。否则他们将来成了胖妞肥仔，爱情失意，自信受损，会深深埋怨父母的。如果不理解，去减肥论坛看看那些书写减肥历程的血泪帖子，做父母的肯定会有感触的。

食物分量大是致肥原因 | 在美国，饱腹感和食物分量的研究非常发达，我国几乎空白。研究发现孩子自己吃饱就会停下，家长盛饭几乎必然比孩子的自然胃口多。现在市售食物份量都很大，专家认为这也是致肥的重要原因。问题是，我们还没有反思。

控制食量，需要选对食物 | 健康减肥的要点是降低食物的热量，但不减少食物中除了脂肪和淀粉/糖之外的其他营养物质，同时保持无明显饥饿的状态。之所以会无法控制食量，也无法控制进食速度，重要原

因是因为选择的食物不对。选对了，自然不可能吃得太多太快。

什么叫七成饱 | 吃七成饱，就是胃里还没有明显感觉，还想多吃几口，但是如果食物从眼前拿走，马上就会忘掉，而且下一餐前不会提前饿。如果胃里觉得饱满，甚至有点顶，说明已经吃得过多了（有胃病或消化不良另当别论）。不幸的是，我们多数人都认为，吃到胃里饱胀才叫做饱。

怎样吃到七成饱 | 吃同样多的东西，所选食材不同，盘子大小不同，进食速度不同，饱感也会大不相同。选择需要细细咀嚼才能下咽的食物，用较小的容器，专心致志地体会其中的口感和味道，才能拥有到恰到好处的食量。这样也就能轻松地远离肥胖了。

⑦

减肥时适合吃什么

控制食物总热量 │ 号称能"减肥"的食品，都要替代其他食物吃，才有减肥作用。食物的总热量必须控制住，如果饱餐后再来两个苹果，必定是要增肥的。

吃香蕉要减主食 │ 香蕉在水果中是含钾量最高的品种之一。钾是人体必需元素，对于控制血压有好处。但如果你本来不缺钾，额外补充很多，也一样给肾脏带来负担。再说香蕉含糖分过高，香蕉吃多了就要减少主食，否则增肥，也不利于健康。

杂粮粥抵饿又有营养 │ 杂粮粥能帮助减肥，并不是杂粮本身热量低，而是杂粮粥的水分高，体积大，维生素和矿物质含量高，能够做到在减少一半饭量的同时避免饥饿，并减少维生素缺乏风险。不过，主食减量之后，还要增加富含蛋白质的食物，避免蛋白质不足。

吃杂粮减肥也要营养平衡 │ 杂粮的确容易帮人减肥。对于主食，我本人只吃占总量三分之一的白米白面，这也是我一直保持苗条的重要诀窍。但是，前提是吃饱，不能饥饿，还要配合其他多种食物以避免营养不良。简单说，就是杂粮和燕麦片只能替代米饭馒头，不能替代蔬菜、鱼肉蛋奶和豆制品。

吃杂粮减肥要搭配红肉 | 有女生说，自从吃杂粮减肥，月经就不规律了，可能是因为蛋白质和铁不足。以前多次说过，吃杂粮减肥不能只喝一碗稀粥，总量要保证，而且要配至少一两红肉，保证铁和锌的供应。奶中含铁很少，人体对蛋中的铁吸收率很低；而红肉中的血红素铁非常容易吸收，不受杂粮中的植酸等因素影响。

减肥不要拒绝瘦肉 | 看到许多女孩子的减肥吃法，都有蛋白质、铁、锌和多种维生素不足的问题，容易导致贫血和闭经。建议每日增加75克少油烹调的瘦肉（比如酱卤肉、清炖的猪牛羊瘦肉等），500毫克以上的维生素C帮助铁吸收，1粒包括铁、锌的复合营养素胶囊（剂量达到每日参考量的50%以上）。做半小时以上的运动比不吃肉更重要。

奶类能够帮助减肥，要看你怎么喝 | 在摄入同样多热量和蛋白质的情况下，用牛奶或酸奶来替代其他动物性食品，有帮助控制体重的作用。如果你三餐都吃饱，额外再喝一大杯奶，当然也有增肥作用。

减肥期间适合喝酸奶 | 有人问，酸奶中加了糖，而且是冷饮，怕冷的人和减肥者不适合喝酸奶吧？错了。酸奶比豆浆更适合消化不良和怕冷的人，只要用热水温一下喝就可以了。酸奶极易消化，对供应钙和蛋白质都有帮助，其中的乳酸有利于多种矿物质的吸收。研究证明低钙低蛋白质饮食会让人体产热能力下降，并让人更容易肥胖。

什么时候喝酸奶合适 | 只要自己感觉舒服，时间不限。胃酸过多的人应避免饭前喝，其他人饭前也可以喝。但要注意，不要在丰盛的晚餐后再来一大瓶酸奶，否则等于是夜宵加餐了。当然，用酸奶当夜宵也很不错，只是要相应减少晚餐，除非你有意增重。

奶中有益减肥的成分 | 充足的膳食钙本身就有助控制体重，但乳制品中除了钙，还有其他营养，如一些活性肽。此外，乳脂中的共轭亚油酸（CLA），还有乳清蛋白中的亮氨酸等，都有利于减脂增肌。所以用乳制品来供应钙，比用钙片来增加钙，对减肥者来说效果更好。

豆浆是好的疗饥食物 | 晚上饿了不吃很难受。我最推荐的扑灭饥火的食品是豆浆。做过相关测试，按同样能量来计算，它带来的饱腹感最强。不信大家试试，喝一杯并不浓厚的豆浆之后，急迫寻求食物的感觉立刻就消退了，一个小时都不会觉得饿。

绿叶菜是上好的减肥食物 | 番茄和黄瓜是最好的减肥食品吗？答案是否定的。它们带来的饱腹感都很低，营养素含量也相当有限。焯煮过的绿叶蔬菜效果就要好得多，带来的饱腹感更强，营养素含量也要高得多。所有不含淀粉的蔬菜都是低能量食品，如果只加几滴香油或一勺麻酱调味汁的话，不用担心"卡路里"过高的问题，除非你往里面加很多油。

怎样让蔬菜帮你减肥 | 可以把蔬菜分成几类：替代主食蔬菜（各种薯类、藕、荸荠等），高饱腹感高纤维蔬菜（大部分绿叶菜、菜花、南瓜等），以及一般填充蔬菜。用第一类来替代白米白面，第二类每天吃半斤，第三类吃够数量，能有效减少减肥期间的饥饿感。

蔬菜是减肥膳食的一部分 | 这里谈蔬菜减肥，并不是说每天只吃蔬

菜，而是怎样利用好蔬菜这一大类食物，在保证营养供应均衡的同时，让科学减肥的过程变得更轻松，更远离饥饿。

吃素一定能减肥吗 | 西方研究证明，素食者的平均体重显著低于肉食者。不过研究对象是原来吃肉很多的欧洲人。否则，原来就天天吃苹果黄瓜的人，再吃素食也是不会有什么效果的。此外，还要避免甜食、薯片，虽然这些都是素食。到印度看看就知道仅靠素食能不能减肥了。

土豆，既能减肥也可增肥 | 传说减肥时不能吃土豆，又说土豆泥的血糖指数很高。其实，如果用不加油盐的土豆替代精白米、精白面，它是健康的主食，并有利于预防肥胖。如果用它做成炸薯片、炸薯条，就是糟糕的零食。如果用它替代绿叶菜，会降低蔬菜总体的营养质量，同时因为它富含淀粉，还有增肥风险。

蒸土豆替代白米饭有利减肥 | 正常成年女性一餐吃100克米煮成的饭（1小碗），同量淀粉相当于400克蒸/煮土豆。由于不加盐、糖、油的原味土豆带来的饱腹感高于米饭，实际吃300克土豆已经足够饱。所以用土豆当主食时，比吃白米白面更有利于控制体重。

土豆做主食才能减肥 | 所谓土豆有利于减肥，仅限于不放糖、不放油、不放盐，直接替代米饭馒头的情况下。土豆含淀粉，也含有丰富的维生素C和钾。当菜吃，它比其他的菜热量高，又善于吸油，故有利于增肥。蒸熟，不加油盐糖当饭吃，它比大米白面的淀粉少，且带来的饱腹感很强，故有利于减肥。如果你已经吃了土豆烧牛肉，就少吃半碗米饭吧。

⑧

有关"增肥食物"的真相

部分高脂食物的脂肪含量｜各种市售烹调用植物油，脂肪含量
99.9%；肥猪肉，脂肪含量88.6%；市售加盐黄油，脂肪含量81.4%；芝
麻酱/花生酱，脂肪含量53%左右；原味薯片，脂肪含量36.4%；切达奶
酪，脂肪含量34.4%；鸭蛋黄，脂肪含量33.8%。其实，植物油才是膳食
中脂肪和热量最密集的来源。

"好脂肪"就不会让人长胖吗｜植物油就不需要控量吗？这是很多
人的误区。无论饱和脂肪酸也好，不饱和脂肪酸也好，只是在对血脂的
影响方面有所区别，但其中所含能量几乎相同，吃得过量都会让人长
胖。炒菜时植物油放得太多，是不可忽视的致肥因素之一。

增肥的饮食模式｜中国人在菜锅里放大量油烹炒煎炸，西方人在面
包、饼干、甜点中放黄油奶酪；中国人大碗吃白米饭，西方人喝甜饮
料、吃薯条薯片。各有增肥方法。如果大碗吃白米饭大盘吃油炒菜的中

国人，饭后再喝甜饮料，吃饼干、蛋糕、薯片，想想会怎样？

"喝凉水长胖"或许是因为果糖 | 果糖的最集中来源是各种饮料。果糖有低温下甜味会加强的特点，西瓜冰后变甜就是因为其中的糖分以果糖为主，故碳酸饮料常用高果葡糖浆作为甜味来源。果糖不像葡萄糖那样能够带来饱腹感，所以喝高果糖饮料之后，感觉只"喝了点凉水"，但效果却是"真的长胖"。

西瓜也可能增肥 | 入夏后莫名其妙地长胖？罪魁祸首很可能是西瓜。西瓜虽有低能量之名，但半个西瓜（3斤多瓜瓤）相当于1碗半米饭（150克生米）的热量，而且一点都不让人觉得吃了很多东西！因为西瓜富含果糖，而果糖带来的饱腹感相当低。易出水的特性也会降低人的饱腹感。如不额外增加运动，饭后再来半个西瓜，真的要小心。

可能增肥的饮料 | 不仅包括碳酸饮料、果汁饮料、甜味茶饮料、甜味凉茶、酸梅汁、甜味乳饮料等，还包括纯果汁。果汁只要味甜，其中就有很多糖。市场上糖分最高的饮料是葡萄汁，含糖可高达16%。自制果蔬汁时，添加蜂蜜、白糖、红糖，也一样会提高糖含量。蜂蜜含糖80%以上。

喝红糖水也增肥 | 说红糖有点营养价值，是说用它替代白糖做甜味剂的时候有好处。如果用红糖来替代牛奶、青菜或豆腐来补钙，那就不太靠谱了。此外，红糖毕竟含94%以上的糖，多吃糖无论如何都是促进增肥的。所以，千万不可因为其中含有一点钙和铁就一杯接一杯地喝红糖水。即便是原料甘蔗也同样不宜多吃。

胆固醇会让人发胖吗 | 高胆固醇食物的脂肪含量一定高吗？其实胆

固醇与发胖没有直接关系，脂肪的量与发胖关系更大。肝脏和肾脏的脂肪含量不足5%（鹅肥肝除外），鸡蛋的脂肪含量只有10%。而胆固醇为零的植物油的脂肪含量却高达99.9%。要控体重，烹调时务必要控制油量。煮鸡蛋并不增肥，炒鸡蛋油多，就要小心。

无糖食品照样催肥｜很多甜味食品号称"低糖"或"无糖"，很多人因为怕胖或怕升高血糖而购买这些产品。但研究表明，大脑对于甜味剂的反应和天然糖的反应完全不同，无糖碳酸饮料照样促进腰围增长，在动物实验中还表现出促进血糖水平提高的效果。没有任何可靠证据证明甜味剂对减肥有好处。

花生芝麻酱会导致增肥吗｜很多人不敢吃花生和芝麻酱，却敢吃加了很多油的炒菜和煎炸菜。其实花生和芝麻虽然含有40%的脂肪，但是还有钙、镁、锌、铁、维生素E、蛋白质等多种营养成分；炒菜油含脂肪99%以上，且除了维生素E几乎没有任何其他营养成分。如果吃一把花生、芝麻，相应减少一汤匙炒菜油，在不增加肥肉的前提下，还能得到更多营养素。

生活中的防肥策略

考试期要防肥 | 复习应考时，女孩子最易发胖。一方面因为精神压力大，容易多吃零食；另一方面因为用脑任务重，体力活动少。用脑严重依赖血糖，故而血糖下降后特别容易产生食欲；久坐不动又易增肥。对策就是学习2小时起来运动20分钟，既能提高复习效率，又能预防发胖。

越忙越肥，怎么破 | 如今很多人越忙越肥。压力激素过高、睡眠不足、情绪不安，都容易造成食欲控制的紊乱，降低身体分解脂肪的能力。要跳出压力–肥胖的怪圈，就要远离油腻，选择低脂肪、高纤维的食物，还要增加运动、保障睡眠，有效削减压力对健康的损害。

脑子累时如何避免发胖 | 脑力疲劳往往使人容易饥饿又容易长胖，这是为什么呢？奥秘之一就在血糖变化当中。用脑消耗血糖，血糖低则食欲上升。想要避免这种麻烦也不难。一方面是见缝插针地增加运动，另一方面是少吃快速升高血糖的精白细软食物和膨化食品，把血糖波动

控制住，就能避免肥肉上身的麻烦。

避免饥饿才是可持续减肥法 | 舒服自然、吃完没有身心负担的吃法是最好的，不必苛求是三餐还是五餐。我吃三餐，也一样没有胖。倒是为了减肥只吃两餐饭，饿了也强忍着，非常不利于控制食欲，也不利于减肥成功。长期控制体重的关键是让自己不饥饿，营养不欠账。与其经常痛苦地饿着，不如基本吃饱而多运动。

运动+杂粮饮食，瘦身的利器 | 即便不刻意饥饿节食，用我提倡的规律运动和多吃蔬菜杂粮的方法，只要坚持下去，慢慢瘦下来，高甘油三酯、脂肪肝等很多异常都能逐渐恢复正常。而且，靠运动和健康饮食瘦身，身体活力更强，生活感觉更幸福。

餐后多活动，美食瘦身两不误 | 个人经验：美食之后，及时站起身来收拾桌子、打扫卫生，既能赢得赞许，又能避免腰腹长肉，属于促进家庭和谐、维护自身健康的双赢之举。餐后最好出门活动，长走两小时。饱餐后久坐或躺卧，最容易令人长胖。

运动减肥，不难坚持 | 很多人不运动的理由是：运动减肥停下之后会迅速发福。其实减肥后每周有两三次中等强度的运动，其他日子走走路，做做操，就足够维持体型，一点都不辛苦。很多人把运动想得那么可怕，还没开始就想停下，是还没开悟的表现。

站直高一寸，收腹瘦三斤 | 持久的挺拔状态需要良好的肌肉力量来支撑，或许开始时觉得只能撑一会儿，但只要坚持下去，配合适当的运动和精神正能量，慢慢就能持久挺拔，人的整体精神气质也都会变好，还有利于预防脊椎相关的很多疾病。这是我经常对女士们说的美体塑身秘诀。

姿态比体重更要紧 | 大部分年轻女孩只追求瘦身，却很少注意到自己的鸭子步、八字脚、微驼的背、隆起的腹部，塌下的肩腰。如果改进姿态，每个女孩都可以在几秒钟内显得高两厘米，瘦五斤。不用饿肚子，也完全不会反弹。习惯了优美挺拔的姿态，不仅增加绰约风采，还有益于预防肥胖。

奶酪蛋糕也能偶尔吃 | 您会因为吃奶酪蛋糕而感觉到罪恶感吗？我不会。因为我每年只吃三四次，每次吃最小份。它虽然热量很高，但只要运动一小时，大部分也就抵消掉了，何况只是偶尔为之。过年了，减肥的女士们别总是纠结于个别食物的热量，要对自己好一点。总量不过多，再多走路多运动，美食和苗条就两不误啦。

别等饥饿，提前加餐 | 晚上六点吃饭的话，十点之后有很多人觉得饿。吃还是不吃？这是一个问题……个人建议，如果睡得比较晚，最好九点的时候加点餐。吃点水果，喝一小碗粥，一杯豆浆，或者一小杯酸奶/牛奶。若等到饥火中烧再吃，恐怕就不是这点食物能拦得住的了。

成功关键在于养成好习惯 | 只需养成好的习惯，完全无需用毅力来克制。对油腻和甜点无需求，大鱼大肉有一两样就足够，饭吃到饱就正好，一点都不悲惨。相反，身心感觉都很幸福，也没有节食减肥的麻烦。减肥真的就是这样简单。

只问耕耘，莫问收获 | 很多人运动没多久，就因为体重下降不明显而放弃，却不考虑自己是否在体型上有了好的改善。如果抱着"只问耕耘不问收获"的心情，切实把每天的饮食、运动、心情都调整好，踏踏实实追求健康生活，不用常称体重，赘肉自然逐渐远离，身材自然越来越好。

易胖体质也能保持苗条 | 从小胖的人，脂肪细胞数目可能更多，而且细胞数目不会因为减肥而减少。但是，脂肪细胞数目多，并不等于必然肥胖。终生坚持好的生活习惯，管住嘴，迈开腿，脂肪细胞的体积始终不饱满，人就能一直保持苗条。胖瘦还是掌握在我们自己手中，不要把责任全推给父母。

不靠谱的减肥法大揭秘

魔芋减肥的原理 | 所谓魔芋制品能减肥，主要原理是利用魔芋多糖的凝胶性，很少一点魔芋能把大量水变成胶冻。吃了这些胶冻，填充欺骗自己的胃，就能少吃其他食物。魔芋多糖在食品工业中用作凝胶剂，常用来制作果冻、粉丝、仿真海鲜产品等。做这些胶冻时需要添加钾、钙之类的矿物质，但却很难被人体吸收，矿物质穿肠而过。

只吃魔芋粉会营养不良而死 | 单用魔芋粉减肥是很危险的，只能在吃其他食品之外少吃一点配合。若单以它为主食，又不配合动物性食品，会因为缺乏蛋白质而水肿，和吃土豆、红薯完全不同！长期这么吃，会死！灾荒时代，很多人没有粮食吃，实在饥饿，用魔芋粉果腹，结果就是营养不良而死。

冷饭减肥法是怎么回事 | 米饭久放后变干变硬，淀粉发生"老化回生"，消化吸收率下降，抗消化淀粉增加，可吸收热量减少。消化能力

弱者可能因此胃部不适。这和吃夹生米的意思差不多。如果重新加水、加热使之变软，消化率便重新上升，失去"减肥"效果。如果胃不够"坚强"，不建议用这种减肥方法。

冷饭减肥的前提 │ 冰箱冷藏一天后的粳米（短粒大米，如东北大米）饭，其中抗消化淀粉含量的确会升高。据我们实验室的测定，会从4%左右升高到14%左右。但再加热之后，又会降低到7%左右。用冷饭法减肥的前提是：每餐吃冷饭没有不适感，剩饭不加热也能保障食品卫生。

拉肚子损失的是水分，与减肥无关 │ 细菌性食物中毒普遍存在，夏天尤其令人担心，千万不要忽视。有的人可能只是拉肚子，有的人可能会要命。女生更不要以为拉肚子是减肥好机会——拉肚子时的体重下降主要损失的是水分，恢复起来飞快。而拉肚子之后脸色蜡黄难看，却不是几天能恢复的。

腹泻排毒反弹快 │ 传说拉肚子可以帮助减肥，其实刻意腹泻对减肥成功帮助不大，如果造成消化吸收不良和基础代谢下降，长期效果还可能适得其反。特别是因为细菌性食物中毒而腹泻，体重暂时轻几斤，一旦身体康复，饮食正常，很快就会恢复。因为所减体重当中，脂肪占的比例不大，损失的水分和蛋白质会很快补回来。

吃高蛋白食物减肥危险大 │ 有人问：只吃高蛋白、低脂肪的食物，比如吃海鲜、河鲜而不吃主食，是否能减肥呢？或许能够减重，但结果并不美妙。一是肝肾负担过重，二是难分解污染物摄入增加。还有研究提示，低碳水化合物高动物食品的生活，可能会增加死亡率，包括癌症死亡率。

主食肉类分食法容易造成营养不良 | 动物性食品和主食分开吃，蛋白质被当成能量消耗，生物利用率会下降，而单吃肉加蔬菜或单吃粮食加蔬菜时，食欲也会下降，从而容易变瘦。长期使用这个方法也容易营养不良，但相对于完全不吃主食的方法要安全一些。

脂肪不会"蒸发"掉 | 缠保鲜膜、涂精油，只能让人出汗更多，当时损失水分，显得体重下降多一点，喝水之后就回来了。要知道脂肪是不会因为出汗蒸发出去的。人体脂肪属于不挥发性的油脂。减肥是减脂肪，不是减水分。人体的水分随着衰老而减少，只有肌肉增加，人体水分含量才会增加。

电能震动不能"燃脂" | 如果自己晃动肚皮半小时，消耗能量能减肥；如果插电震动你的肚皮，消耗的是电能，不是你的能量，故不减肥。涂在皮肤上发烫的辣椒膏，只是让局部血管扩张发热，也并不直接"燃脂"。

踏实努力才有好身材！

减肥一定要踏踏实实｜有些人只愿意看一句话的结论，不愿意看道理和分析过程。然而，不肯思考的人，就无法避免被忽悠、被蒙骗、被误导的悲剧。我也不相信，一个浮躁到连点击一下链接都嫌麻烦、连一千字以上的文章都读不下去的人，能够踏踏实实地把减肥和保持健康的事情做成功。

端正心态再减肥｜很多女生节食减肥，弄坏身体，是因为她们从小没有得到爱自己的教育，不接受自己身体的状态，总以为只有身体比例绝对完美才会有人爱，达到某个体重数值才能幸福。心态不对，方法错误，结局是付出代价，美丽分数也没增加，比减肥前更不快乐。

克服浮躁心情｜因为都浮躁，都在乎数据和速度，所以忽悠人的减肥药和减肥法永远有市场。先为数字而快乐，然后为反弹而痛苦去吧。不能克服人性的弱点，就不会有真正的成功。

花钱减肥的意义在于更能坚持｜朋友告诉我，有人做减肥服务，收费一万元起。因为交了大笔钱，即便开始两周非常痛苦，肥胖者也能坚持下去，减重效果卓著。免费咨询很难获得好的效果，因为自己的钱包没有付出那么大的代价，意志不坚定者往往把专家的建议当耳旁风，不去认真实施。

减肥该选择自助还是服务｜确实有很多人无法靠自己的力量来坚持健康生活，需要商业帮助，而且一旦治疗结束就很容易反弹，国外研究也证明了这一点。那些胖了十斤二十斤就意识到需要改变错误生活习惯的人，无需寻求减肥治疗，只靠自己寻求健康知识、改善营养、积极运动，就能重新获得健康好身材。

好身材需要终生努力｜有人说，在电视上看到我的身材很好，为何还要跑步？好身材不是可以终生吃老本的事情。只要懒惰，就会失去。要一直努力，才能保持终生的好身材。所谓因为怕反弹而不运动，就好比说：我怕再度肥胖，所以干脆就不减肥了。

好衣服不如好身材｜某日去商店买条锥子裤，才发现一个月没跑步，效果已经显现出来：腰粗了，臀松了，穿瘦腿裤太惭愧。仅仅日行6000步，根本无法维持细腰翘臀的美好身材。好衣服不如好身材啊！自今日起，勤奋努力，周练4次，亡羊补牢。立此为据。

年龄大不是身材差的理由｜年龄大些，代谢率低了，减肥速度会慢，但仍然可以保持身材，关键是坚持。不要总觉得自己老，只要你按年轻的方式来生活，就能变得更年轻。比如日常走路迅速敏捷一点，无论站着、走着、坐着，都腰背挺直，收腹提臀，你就会显得更年轻，而且也更容易瘦。

增重需要注意的事

要增加体重，先搞清楚三件事 | 1. 弄清是否真的瘦弱；2. 弄清瘦弱的原因；3. 弄清要松软肥肉还是要紧实肌肉，然后对症下药才有成效。先弄清原因，再针对原因采取措施，才能得到好的效果。增重和减重一样，一定要慢慢来，快速增重也是非常伤身体的。研究发现因饥饿而瘦弱的人增重时，其增加的脂肪会更多地沉积在内脏和腹部。

没有无缘无故的瘦 | 总有体重偏低的朋友感叹增重不易。建议这些朋友反思一下，自己是瘦而精干，还是瘦而虚弱。前者不用介意，后者需要干预。如果没有疾病因素，不妨问问自己，主食吃得够不够？鱼、肉、蛋、奶、坚果、豆制品是否吃得太少？消化吸收功能是否强健？睡眠质量高不高？精神压力是否大？

瘦人增重前，先找瘦弱的原因 | 想增重的朋友可以看我的博文：瘦人怎样才能长胖。要找到瘦弱的原因并消除它，才能达到目的。因为每

个人情况不同，不可能用同一个食谱来增重。而且，松垮肥肉也不是健康增重的目标。如果有明显的消化吸收不良，建议去医院治疗。

健康人需要增加的是肌肉，而不是肥肉｜若干朋友问如何增肥的事情。其实健康人无需增加肥肉，需要增加的是肌肉，需要改善的是内脏功能。要改善消化吸收功能；减轻精神压力，保持好心情，睡足觉；增加主食的量，增加蛋白质的量；多做增肌运动，最好是去健身房练肌肉。别指望靠一个偏方或一个食谱就能丰满强壮起来。

健身锻炼，皮包骨也能变身肌肉男｜30岁以下男生不要说增肥的话。你们要增的不是肥肉，是肌肉，要好好去健身房锻炼。本来就是小骨架子，肌肉松软，再吃出个草包肚子，整个是青蛙体型，没有妹妹会愿意看你们。男人都愿意看美女，女人也不想看满街青蛙。

拒绝虚胖，健康增重｜瘦弱者要增重，吃高油高糖食品和煎炸食品就行了？想错了。瘦是肌肉少，弱是代谢功能差。要靠改善消化吸收功能和增加营养素供应来解决。吃大量油和糖只会虚胖，不能让人强健。可以在消化能力许可的前提下增加主食、奶类、肉类、坚果等营养素丰富的天然食品。

增加体脂肪，吃什么｜如果确实想增加点体脂肪，可以考虑早餐、午餐、晚餐后两小时都吃点东西。晚上建议增加点酸奶、粥、汤面之类容易消化的夜宵。瘦人消化吸收功能多半较差，吃油腻食物反而增加负担。多吃主食，同时吃够蛋白质，才是最关键的。

范老师与微博网友互动

//@Hello_Miss_Co：我原来腰上没什么肉，但是近两年不知道怎么了，全是肉……饮食上也没什么差别呀。

范老师：对于绝大多数人来说，随着年龄增加，基础代谢率会下降。如果不运动，在同样食量的情况下，必然看到腰腹肥肉的增加。我自己两周不运动，腰上就长一圈肥肉，尽管体重往往并无增加。

//@天籁本色：我现在身高169厘米，体重58公斤，前几天工作繁忙，瘦到56公斤，月经就推迟一个月，我怎么这么敏感，稍微累点，精神紧张点，月经就不正常，今后的生活中怎么调理自己？还有，我明年办婚礼，想让自己瘦点，55公斤就行，可又怕影响我的身体，怎么办呢？

范老师：不必以体重为指标哦，营养不良时月经容易紊乱，还会影响将来的生育！新娘要美丽，身材好，穿婚纱好看就行了，没人要求你把体重写个牌子挂身上对不对？坚持健身，健康饮食，就能提升内脏肌肉的功能，减少多余的脂肪，在不减少体重的同时让身材更加紧致苗条，同时气色好，魅力足。

//@王豆豆王豆豆：用范老师的方法，改变生活习惯，我两个月已经瘦了七斤。只是有朋友用减肥药减肥，效果很好，我就有些动摇了……

范老师：体重不是唯一指标。改变习惯是一辈子的事情，用减肥产品是几个月的事情。你自己想想，是要瘦了之后再反弹，再吃减肥药，还是要一辈子都苗条、健康、活力四射。

//@小丫嘛小会计：我早晚吃杂粮粥加凉拌青菜，外加做郑多燕小红帽减肥操，再加五十分钟快走十天了，腰围瘦了十厘米，大腿瘦了两厘米，但是为什么体重不变呢？

范老师：围度明显变小，体重不变或变得少，才是最好的减肥结果。说明你减的是纯脂肪，强健的是肌肉、内脏和骨骼，更健康了。微博中不厌其烦说了几十遍啦。

//@星星堆漫：关注范老师和其他几位营养学者医师的这一年，体重基本没改变，体脂含量下降了十个百分点。健康最重要。

范老师：我说过，虽然饮食营养很难十全十美，但注意和不注意健康的结果，天差地别。一定要把营养补足，不要在乎体重。有些体重上升是因为内脏、骨骼和血液更健康了，并不是坏事。让身体有活力才能继续减肥，减真正的脂肪。

//@乐乐麻麻思密达：健康饮食的减肥效果那是杠杠滴，我产后130斤，通过健康饮食，现在已经108斤了，比怀孕前还苗条很多，每天吃得饱饱的。多吃健康食物，不用通过节食来减肥。

范老师：研究早就证明，生育并不是发胖的原因，错误的饮食和生活才是。哺乳消耗体脂肪，带孩子、追孩子、抱孩子都促进瘦身。

//@赵阿花么么嗒：范老师，我很想知道那些越南地区出产的综合果蔬干，标榜的是健康，吃着很好吃，但是热量到底高不高呢？好像加了很多植物油，这个是不是很不利于减肥？

范老师：综合蔬果干是低温油炸产品，脂肪含量很高，不建议多吃。

//@小娇DE美丽魔法：按范老师的食谱实行了一个月。阔别三个多月的大姨妈终于来了！感恩范老师。吃杂粮粥不会造成月经不调，妹子们！

范老师：节食减肥后不来月经的根本原因，是营养不良，消化吸收功能下降，身体进入保命节省模式。营养足了，消化好了，生育功能才会重新开启。为你开心！

//@感觉自己萌萌嗒呦嘿：半年腰围从76厘米到66厘米，体重只减了3公斤，但别人都说我瘦很多。每周5天坚持慢跑最少4公里，然后拉伸，同事说我小腿修长。还配合做瑜伽，然后皮肤状态很好，身体的皮肤都亮亮的。按照范老师的食谱来，只是把纯牛奶改成了豆浆。

范老师：减腰围才是真减肥。

//@凯瑟琳爱折腾：确实，以前三餐总是吃很多白米和精制面包，不仅不容易饱，精神也很倦怠，体重也很难控制。现在用粗粮杂豆代替主食，饱腹感强且不容易发胖。配合运动更是精力充沛！健康生活的乐趣真是妙不可言呀！

范老师：白米饭、白馒头做主食，容易餐后困倦乏力。

//@三千_：健康也靠日积月累。这两个月调整了早餐的食物结构，有意增加三餐中粗粮的摄入，每天都吃得饱饱的，配合适当的力量训练和有氧运动，居然减掉3.5公斤的体重。无论是改善体型还是增进健康，我都真正感受到合理饮食和生活带来的好处。

范老师：今天好几个朋友告诉我类似的好消息，真开心。

//@熊猫的好姐姐：我三餐正常吃，零食也没断，坚持跳舞一年多了，体重没变，拿软尺量腰围尺寸确实有变化，身体好了，"大姨妈"来也不痛了。想起曾经节食什么的，瘦得快反弹快，每个月都死去活来，真是太不可思议了。

范老师：女孩子们要懂得爱惜自己，健康慢减肥才是正道！

//@喜洋洋and灰太狼：自从看了您的博客，我耐心试验您的慢减肥理论，三餐正常吃饱，外加零食如坚果、黑巧克力等少量，每天快走上下班最少一小时，体重很稳定地每周下降一斤，偶尔聚餐也不会反弹。继续实践老师的理论。

范老师：恭喜您，这样的减肥才是健康而快乐的。

//@安麒儿_yoyo：每天三餐健康地吃，每天步行一小时上班，晚上要么散步一小时，要么跳操一小时，身体越来越健康，睡觉起来以后，脸色光滑红润，完全没有减肥后遗症，身体越来越棒！一口气上十层楼，不累！

范老师：太棒了，希望大家都和你一样，知道什么叫做健康的光彩。

//@Zzsanguinezzzzzz：反复绝食减肥，反弹，现在绝食都不瘦了，该怎么办啊？

范老师：反复绝食之后，瘦组织损失严重，身体的代谢已经紊乱，那就先不要考虑减肥了。先补充营养，改善消化功能，让身体功能恢复正常。否则不仅美不起来，还要提前去见上帝。身体都毁到这份儿上了，还是只惦记着减肥，叹。

//@云宝空间：馒头和饼不能与稀饭一起吃吗？

范老师：不建议每次都用馒头和烙饼配杂粮粥吃。馒头和饼都是精白面粉做的，配着吃，喝粥数量就必须很少，或粥必须很稀，这样就失去了供应大量杂粮的效果。馒头的血糖指数比白糖还高，吃馒头配粥无法减肥，也无法控制血糖。当然，想增肥的人可以这么吃。

//@子辛o：去年开始运动减肥，今年初看了范老师的书，注重饮食的多样性和加入杂粮的比例，一年慢悠悠地瘦了10斤。并且我已经素食两个月，也按照老师推荐的饮食进行。脸色红润透明，体力不减反增，卵巢囊肿缩小了1.5厘米（原来差不多5厘米），乳腺增生完全康复，敏感性鼻炎好了大半。谁执行谁知道！

范老师：祝贺成果！

//@猪猪的食物：晚饭吃了快两个月的杂粮粥，还配一个小红薯或者煮小土豆，保证大量蔬菜水果，早餐一定丰富。体重减轻不多，但是生完两个孩子的大肚子终于小了不少！加上少量运动，整个身体结实了很多，精神好了。感谢老师的科普！要继续尝试，及时汇报！

范老师：祝贺初见成效。

//@狸喵rice：一直健康的人不能体会我自从戒掉零食、多喝水、多运动之后看到身体慢慢变好时的欣喜。瘦了，皮肤变好了，身材变好了，血糖、血压恢复正常，"姨妈"也按时来了……偶尔出去吃也不会胖，顺便还学会做菜了，生活变得积极向上，也找到了男朋友。现在根本不能理解当年那个又胖又自卑的自己是怎么过的。

范老师：赞！

//@老任家一直立夏：两个月了，腰围从72厘米到了64厘米，体重下降了10斤。没有秘诀，每周3次6公里左右的跑步，天天晚上8分钟腹肌训练。

范老师：真正的减肥没有秘诀，要的就是坚持。保持腰围必须一辈子不松懈。别幻想毕其功于一役，只要停下就必然反弹。即便仅仅一周不运动，自己也感受得到变化趋势。

//@明噜噜：1. 每周专门运动多于280分钟。2. 坚持最重要，至少要坚持3个月，不然免谈有效无效。3. 用自己能接受的中高强度运动，强度高一点总是比低强度有效，但前提是能坚持。4. 若不能高强度运动，走路也行，关键还是坚持，每天至少1万步。

范老师：谢谢明噜噜！行动最重要。记得一定要循序渐进，一定要有耐心。

//@一只棒棒的泡泡龙：脾胃不好的时候，脸都有点垮，最近健身跳舞，赘肉少了，但脸丰满起来了。

范老师：同感啊。胃肠好、睡眠好、体能好的时候，脸颊也是饱满光润的，人看起来明显年轻漂亮。折腾坏自己的胃肠，人可能会瘦，但脸就变得松垮衰老，暗淡干枯，哪里会有美丽呢？

//@一般小臭：一直在内心里称您为老师，1月3号开始按照您说的多吃粗粮加运动的方法，4个月内减肥24斤。现在身体各项指标正常，体力充沛，多谢有您！

范老师：恭喜啦！无论是否明显减重，只要体能好了、身材好了，就是可喜可贺的成绩！只要真的健康生活，我们就可以留住岁月，变得更年轻、更有活力！

//@老行laoxing：范老师会跑400米呀！太厉害了！

范老师：以前跑400米和800米，现在学校把教工的800米项目撤了。800米最好成绩是2012年，2分56秒。跑3分多点应当是比较轻松的。自从我开始在晚上的跑步中加入一圈快跑400米的程序，参加比赛之后连腿都不疼了，因为已经适应这种强度了。

//@Mary小5：我不吃主食，拔罐减肥一个月了。减肥师让多喝水，早餐喝牛奶、吃鸡蛋或豆浆，午餐可以吃肉类、鱼类，晚餐只吃一种蔬菜。

范老师：这是大幅减能量的低碳水化合物减肥法，减肥中心保证减重效果的不二法门。即便不拔罐，这样吃也会使体重快速下降。但这是短期行为，一旦恢复正常饮食，马上就会快速反弹。

//@伊朗的人参娃娃：我现在拔罐减肥，食物单一，上午吃豆浆鸡蛋；中午吃卤牛肉或鱼肉任选一种（不加油，只加蒜、葱、盐、酱油、醋）；晚上吃水煮菜（不加油），不限量，吃到饱，可为什么我还是饿？是不是没有摄入碳水化合物的原因？（不准吃水果、米饭、黑咖啡，甚至木糖醇的口香糖也不能吃）求老师解答！不胜感激！！

范老师：这种减肥法其实是低碳水化合物高蛋白减肥法的变形。完全不吃碳水化合物，哪怕不拔罐也照样会快速减重。只不过现在让你交了一大笔钱，你就会比较听话，否则你自己这么吃，很难坚持一个月。但是，只要你一恢复吃主食的生活，马上就会快速反弹。我先说到这儿，你慢慢体验吧。

//@Medusa_f：每天在跑步机上快走5公里，50多分钟，显示消耗300卡路里，饮食少油、少糖、低盐，多吃蔬菜水果，吃到七成饱，为什么坚持了35天，一斤也没减下来？

范老师：运动减肥第一个月往往是这样，体积减了，体重不减。因为密度小的脂肪少了，密度大的肌肉充实了。重量没变，但体积小了，所以身材好了。

//@Monkeyspeaks：走了近1年，每天下班完成7～8公里（时速慢的时候在5公里左右，最近新创纪录是7.4公里/小时），体重减轻17公斤。尽管体脂率仍然偏高，但腰围从2尺9到2尺4的感受是最为明显的。

范老师：7.4公里/小时的快走已经很棒啦。腰围从2尺9到2尺4，成果卓著，最好的是体能改善，生命质量提高了！

//@尾狐梅丽：常看范老师的博客和微博，4个月前对自己的饮食做出调整，增加粗粮，晚餐严格控制油盐，每天保证15种食物的摄入。

运动我选的是跳绳。不知不觉中，体重减轻了7公斤。

范老师：这是比较合理的减肥速度。祝贺您！这就是健康减肥的真谛：不饥饿，不痛苦，不看重减重结果，以建立健康生活习惯、消除致肥原因为目标。如果我是收费指导，或许也会推荐短期见效快的方法，但长期而言，受了罪伤了身，却很可能以反弹为结局。

//@外婆的心疼疼：最近一个月，我按老师的建议，每日中、晚餐都尽量少吃米饭馒头，多吃豆腐类和蔬菜水果，既有饱腹感，热量又不高；平时尽量多走路、爬楼梯，体重在不知不觉中减轻了。非常感谢范老师对于健康知识的无私分享。

范老师：谢谢您告诉我这个好消息哦！女生要注意，鱼肉需适量吃点，预防贫血。

//@狐狸狐狸笑眯眯：在看您的新书。庆幸自己早早就看您的节目，关注您的博客和微博。我有胰岛素抵抗，而且合并多囊卵巢，听您的话，吃粗粮，吃低血糖反应、带来高饱腹感的食物，加上运动。胰岛素抵抗减轻了非常多，而且不用激素也正常排卵来例假啦！真的超级谢谢你！

范老师：患多囊卵巢的女生记得要按糖尿病饮食调理。

//@美字弈菲：看了老师的博客和微博，才发现，平时每天能吃饱的自己，其实都是营养不良的。怪不得我住院时，医生说我营养不良，

我说我得减肥啊！其实营养均衡了，才是最好的减肥方法！

范老师：希望减肥的朋友们都有这种感悟。

//@甜蜜的蓝朵：范老师，我从7月开始，早餐吃好，中午吃饱，晚餐吃杂粮，每天半斤绿叶蔬菜，多吃鸡胸肉和鱼肉，红肉很少吃了，坚持慢跑77天，不节食，不吃减肥药。就这样体重下降了13斤，整个人神清气爽，走路都轻盈了，这都是因为认真拜读您的微博的结果，谢谢啊！

范老师：推荐要减肥的朋友们看看你的经验。

//@louisemingming：自从学着您开始做杂粮粥，我的体重减轻了，最关键的是生理期规律不少，雄激素也降低了，最近一次去验血，发现自己性激素六项都正常了。以前自己也会默默减肥，但是效果都不好。自从开始好好重视饮食，发现自己的身体、心情都有所好转。

范老师：患多囊卵巢的朋友一定要多用杂粮和杂豆替换白米白面。

//@悠悠妈妈molly：早餐燕麦粥、葡萄干、一个水果，晚餐红薯、山药、芋头、紫薯替代米饭，坚持了两个多月了，肚腩小多了！等验了血再来汇报血脂情况。

范老师：太好啦。缩肚腩比减重量还重要。恭喜你的瘦身成绩。再多走走路，相信半年后一定大见成效。早上只吃粮食和水果，蛋白质摄入不足，再加点牛奶或蛋或豆制品。

//@Chandadadaren万岁：我妈是您的忠实粉丝，每次您上电视做节目的时候她都会很认真地做笔记，照您说的去做。前年初还是130斤的体重，现在都好瘦呀。我妈说她也没刻意去减肥，就是注意饮食和锻炼，那可真的是瘦了一大圈。

范老师：好习惯让人长期远离肥胖。

//@速冻饺子娘：我多吃杂粮和蔬菜以后，原本吃完饭以后左胸痛和呼吸费劲的问题都没有了。而且反省自己以前的减肥方法的确是有太多误区了。

范老师：改善了就好啊，长期饮食不健康，身体早晚会抱怨我们的。健康失去了才知道可贵，健康改善了才知道以前生命质量有多低。

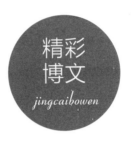

· 为什么运动减肥后体重反而上升? ·

人们都知道，要想减肥，绕不开"管住嘴、迈开腿"这条经典道路。和前些年的绝食、三日苹果餐、七日蔬菜汤之类的极端减肥方法相比，运动减肥已经成为新的时尚。但很多增加运动的女生都会纠结一件事：为什么开始运动之后，体重反而增加了呢？

回答这个问题，先要从身体成分和减肥目标说起。

谁都知道，用体重秤可以称出自己的重量。但体重到底是由什么构成的呢？恐怕很多人就没有想过了。其中有骨骼，有肌肉（包括内脏肌肉和四肢肌肉），有血液、淋巴液和组织间液，还有脂肪。以上每一类身体成分是多少，它们的比例怎么样，就叫做"体成分"。

谁会希望自己的骨骼重量太小呢？骨架强健是个极大的健康优势，

骨骼重量太小，往往就意味着中年时有骨质疏松的风险。

谁会希望自己的肌肉太少呢？内脏肌肉减少，意味着代谢功能下降；四肢肌肉减少，意味着体能衰弱。整体来说，肌肉的衰减，与代谢率的下降直接相关，而代谢率下降，意味着能量消耗减少，会让人形成"易胖难瘦"的体质。

谁会希望自己身体的水分过少呢？体液对人体的健康极为重要，体内水分也和人体的年轻程度、皮肤状态和肌肉数量密切相关。婴儿的身体水分最高，而老人的身体水分最低。

知道这些基本道理就能明白，减肥的时候，我们要减的不是骨骼，不是肌肉，不是身体水分，而是脂肪。只有过多的脂肪，才会给我们带来疾病的风险，带来臃肿的身材。降低体脂肪的比例，让它达到合理范围，才是真正的减肥。

如果仅仅追求减少重量，而不去降低体脂肪比例，甚至减少骨骼肌肉等身体有用部分，那就是残害自己的健康，加速自己的衰老，降低自己的代谢率，这和减肥的根本目标是背道而驰的。

可是，减少脂肪，和减少肌肉相比，速度完全不同。减少1公斤的纯脂肪，需要消耗掉9000千卡的热量，表现在秤上，却只有不到1.2公斤的体重下降（人的肥肉不是纯脂肪，1公斤肥肉大概含7700千卡热量）。即便一个女士一天当中什么都不吃，热量摄入是零，而且正常生活，消耗1800千卡，也只能减少200多克纯脂肪，这点体重变化，还在家用体重秤的误差范围当中。

但是，减少1公斤的纯肌肉蛋白质，却会有3公斤以上的体重下降。

这是因为，蛋白质在体内不是以干粉形式存在的，它会结合大量的水分。肌肉中含有20%的蛋白质和70%的水分。也就是说，减少1公斤肌肉蛋白质，理论上就会同时跑掉3.5公斤的水。但是，1公斤纯蛋白质只含4000千卡的热量，而不是1公斤纯脂肪所含的9000千卡。所以，从热量效率来说，减少1公斤脂肪的能量，相当于减少2.25公斤的蛋白质，同时减掉更多与蛋白质相结合的水分。减纯脂肪只减少1公斤重量，而减蛋白质所带来的体重下降约为10公斤。

不言而喻，减蛋白质的减肥方法，会带来非常神奇快速的体重变化；而踏踏实实减脂肪的减肥方法，速度是非常缓慢的，缓慢到让那些浮躁的减肥者无法忍受。一般来说，凡是饥饿、半饥饿减肥所减少的体重，除了脂肪的分解，还有很大比例来自于蛋白质的损失。而在秤上所表现出来的体重下降，则大部分来自蛋白质和水分的损失。所谓减肥时体重下降的"水分"一词就是这么来的。

问题是，减少蛋白质之后，人体不仅健康受损、体能下降，身体也会变得松垮。肌肉严重耗损的人，胖则臃肿，瘦则干瘪，没有活力性感的身体。相反，有了充实的肌肉和旺盛的代谢，身体胖而紧致，瘦而润泽，就像肚皮舞演员和艺术体操运动员，无论哪种类型都是美丽的。

说到这里，回到本文的主题，为什么运动减肥会增加体重。对于那些原本体能很差、肌肉薄弱的人来说，运动不仅消耗了脂肪，还加强了内脏功能，提高了肌肉在体成分中的比例。然而，肌肉的密度大于水，脂肪的密度则小于水，如果减肥者的身体减少了1公斤脂肪，却增加了1公斤肌肉，那么就必然会表现为体重上升。在运动的初期，这种情况最为明显。等到代谢率恢复到高水平的时候，胖人分解脂肪的能力就会加强，然后就会看到缓慢但持续的体重下降。

一位女士告诉我，她开始运动两个月后，体重增加了4斤，却明显感觉体型好了，原来穿不进去的牛仔裤能穿上了，而且腰围更瘦，腹部更平，臀部更翘。这是应当欣喜万分的减肥成果，因为这意味着她所减少的几乎都是脂肪。只有脂肪率降低的减肥，才是真正意义上的减肥，才是让体型变美的减肥。

但是，大部分女生不是这样的想法。一个女生问："为什么我辛苦运动两个月，体型也确实变瘦了，但体重还不下降？我太郁闷了！"我回答她："如果你辛苦节食两个月，体重下降了好几斤，体型却没有变好，你会感觉更愉快吗？即便你有虚荣心，也没必要如此烦恼。人们看到的是身材线条，体重数据乃是浮云。你需要每天把体重数据写在牌子上，挂在胸前吗？"

非常可惜的是，正因为忘记减肥的根本目标，因为对体重的过度执着，大部分人在运动的早期就因看不到体重下降而陷入沮丧，然后让减肥大业半途而废。

也有人会问：运动的确能改变我的体型，但是一旦停下来就会反弹啊！没错，但是不选择运动，换成其他减肥方式，会更好吗？

不运动，换成节食方法？你能一辈子忍饥挨饿吗？只要停止节食，三餐吃饱，体重反弹更快更可怕。

不运动，换成吃药方法？你能一辈子吃减肥药吗？所谓是药三分毒，所有减肥药都有明显的副作用，至今还没有什么灵丹妙药能让人变瘦而不付出任何代价。

所以，饥饿、服药，这些方法都不可持续，而且都严重损害健康。相比之下，每周运动至少三次，对健康、活力和美丽都极其有益，为什么不可以终生保持下去呢？按照世界卫生组织和我国运动医学专家的忠告，即便不减肥，仅仅为了避免提前衰老，为了避免各种慢性疾病，也应把每周150分钟的运动坚持一生。

一定要记得，减肥不仅仅是年轻人的话题。在远离青春之后，直到70岁之前，随着年龄增加，代谢率逐渐下降，人体会越来越容易发胖。维持身材是一辈子的事业，绝不可以急功近利，短期行为，以为能够"毕其功于一役"。

高高兴兴地吃足营养，高高兴兴地运动健身，忘记体重是多少，把注意力集中在维护美好身材上——这才是高质量的减肥，真正的降脂瘦身。

·什么是最好的减肥食物·

什么是好的减肥食物呢？减肥时只要选热量低的食物吃就好了吗？不少正在控制体重的朋友们，都听到很多似是而非的说法，会有很多的疑惑。不妨仔细看看下面这几个问答吧。

1. 日常饮食中，好的减肥食物有哪些标准，有没有"负能量食物"？

我不是很赞成用"减肥食物"这个词汇。因为是否造成肥胖，是否能够减肥，不是一种食物能够解决的，也不能怪罪在一种食物上。人每天吃进去的食物很多，每一种食物都有"能量"，也就是俗话说的"热量"或"卡路里"。它们加在一起，就是每日能量摄入的总量。如果"进口"的能量多，消耗的能量少，身体就会把富余的能量用肥肉的形式储藏起来，结果就是肥胖。

所谓什么"负能量食物"，现在还没有被发现。只不过可以这么说，有些食物比较容易消化吸收，所含能量又高，吃起来又很快，如果不小心多吃了，长胖的风险会比较大，比如甜面包、饼干、蛋糕之类；有些食物本身能量低，需要认真咀嚼，又不那么容易消化吸收，即便多吃一点，长胖的风险也比较小，比如海带、蘑菇、青菜之类。

2. 那么，怎么知道某种食物是不是有利于减肥，是不是食物所含的能量（热量）越低，就越有利于减肥呢？

食物有能量高低之分，但仅仅挑能量低的吃，并不一定是好的减肥方案。这是因为，人体要维持健康，包括能够顺利减肥，首先必须获得身体所需的几十种营养成分。否则，身体的机器都不能正常工作，减肥的任务也很难完成。所谓"吃饱了才有力气减肥"这话，如果改成"营养充足了才有力气减肥"，其实还是蛮有道理的。

问题是，只靠几种传说中的"减肥食物"，是不可能把身体所需营养都供应足的。有人听说苹果减肥，就天天用苹果当饭吃；或者听说黄瓜、番茄含热量低，听说海带、蘑菇的纤维含量高，就天天只吃这几种食品。因为每一类食物的营养作用不同，只盯着少数食物吃，必然会造成营养素不平衡，甚至严重的营养不良。比如说，如果只吃上述这几种食物，必然会发生蛋白质、钙、铁、锌和维生素B_1、维生素B_2、维生素A和维生素E的严重不足。

3. 减肥需要控制饮食，哪些食物必须吃呢？减肥者如何在保证控制热量的同时，不会出现因为摄入量过少而导致的营养不良以及其他方面的健康问题？

要想弄清楚自己每天需要吃哪些食物很简单，看看"中国居民膳食宝塔"就知道了。首先确定正常人该吃的数量，然后制定一个减肥时吃的数量。减肥时一般只需要减少粮食类、肉类、油、糖，对坚果和水果限量，就行了。

比如说，女性正常每天吃250克粮食，减肥时可以减到150克，或者100克粮食加上半斤薯类（50克粮食＝200克薯类）；比如说原来顿顿炒菜红烧菜，现在改成炖煮、焯拌、凉拌，减少不少油脂；比如说原来吃肉多，现在改成每天50克肉（红烧牛肉三四块），或每天100克鱼。一杯奶和一个蛋都不用减，少油烹调的蔬菜更加不用减，甚至还要增加。水果半斤也正常吃。

然后，在主食和肉蛋奶之类的食物当中，挑选能量比较低的品种。比如说，肉类中，不选脂肪多的肥牛、肥羊、五花肉之类；奶类可以选择低脂奶而不是含脂肪高的奶酪；蛋可以不做炒鸡蛋而吃白煮蛋，等等。只要能做到以上各项，就能在不影响健康的前提下长期坚持，身体脂肪逐渐减少，而且精神很好，心情也不郁闷。

4．对于想减肥的人来说，最合理的（三餐）饮食减肥结构是怎么样的？时下流行的过午不食减肥法，即早餐和午餐随意吃、晚餐不吃的减肥法，对身体有没有潜在的危害？

一般来说早餐需要吃好，晚餐可以少吃但也要量力而为。对于晚上需要加班工作的人来说，完全不吃晚餐很难支持晚上的工作，甚至可能造成过度饥饿之后的失控暴食。如果早饭质量差，中午吃快餐，晚上再不吃，肯定会营养不良，这也是不利于减肥的。所以，如果真的想过午不食，一定要在早上吃得像别人的晚餐一样丰盛，午餐不油腻但数量正常，晚餐则只吃水果蔬菜，饿了补充一点酸奶或牛奶，其他可以不吃。

5．减肥的时候怎样避免饥饿感？怎样避免特别不满足、好像"被剥夺"的感觉？

因不当减肥造成心理障碍，甚至出现暴食症、贪食症、厌食症等，都是常见的问题。所以我的所有减肥忠告都围绕"身心健康"这个中心，提示人们，减肥是改掉错误的生活方式，是用那些营养价值高的食物来取代营养价值低但能量高的食物。对维持健康所必需的营养成分，一种都不能少；同时，也不能让自己过度饥饿，过度压抑。否则，减肥必然无法长期持续。营养不良的减肥，停止之后会反弹，而且反弹之后比此前更胖（在同样体重的情况下，身体脂肪比例上升）；损害身心的减肥，很容易使人产生心理障碍，甚至精神崩溃。

为了避免饥饿感，减肥时要特别注意选择高饱腹感的食物。主食要多用粗粮、豆类、薯类和其他含淀粉食物来替代白米白面。这样营养好，令人饱腹感强，而且有养生效果。比如说，在主食中加入燕麦片、莲子、红小豆、白芸豆、大麦、小米等，再加上核桃、花生、芝麻、红枣等美味水果干和坚果，一起做成八宝粥，在减肥的同时会让人产生幸福的感觉。多吃清爽的焯拌绿叶蔬菜，配合一些豆制品，会让人少吃油腻而胃里足够充实。不吃甜食不喝甜饮料，但是能喝酸奶和五谷豆浆，也让人觉得口味很满足……

偶尔想吃浓味食物，只要食量不过分，也并不妨碍减肥。比如说，一个月吃一次小甜点，一个月吃两次火锅，一周吃一次红烧鱼，都是没有问题的。只要日常饮食习惯足够好，偶尔一次的浓味美食并不会明显影响减肥大业。如果聚会上吃多了一点，只需后面两天增加一两小时的运动就好了。

由于人们终生要与肥肉作斗争，只有维持健康的减肥方法才能可持续进行，能够保持一生的苗条、漂亮与活力。

● 吃够营养，远离肥胖 ●

某日遇到一位大体重女士，向我诉说了她的种种烦恼。原来，这位女士从小被家人宠爱，为了让她身体壮实，爷爷奶奶一日三餐用各种好吃的东西轮番轰炸，三餐之外还提供各种零食，她也不负期望，食量超大。就这样，到年满18岁的时候，身高165厘米的她体重已达130斤，从背后看，体型像个中年妇女。

这是一个如花绽放的年龄，但她却不能穿上漂亮的衣服，于是下定决心减肥，各种减肥训练营、减肥瘦身院逐一尝试。饿得头昏眼花几个月之后，确实体重有明显下降，但只要一恢复正常饮食，即便比从前吃得少很多，体重还是疯狂反弹。减肥的最终结果，是她的体重增加到了150斤。

然后，她又尝试了各种减肥药。兴奋中枢神经系统、抑制食欲的类型，促进肠道运动、降低消化吸收的泻下类型，抑制油脂消化的类型，她都一一试过。第一类药物让她心慌失眠、口干舌燥，第二类药物让她腹泻不止、两腿发软。第三类药物基本上没有效果，因为她已经不敢吃什么高脂肪食物了，而这类药物对油脂以外的食物吸收并无影响。前两类药物虽然能令她短期体重下降几斤，但因为药物对身体有伤害，无法长期服用，停药后立即反弹。

此后，这位女士又尝试了蔬菜瘦身汤、苹果餐、辟谷、果蔬汁等各种方法，但饿几天之后，体重并无明显变化，而恢复饮食之后却会反弹。就这样，体重又继续飙升到超过160斤。

这样越减越肥的故事，我听到的已经太多了。我问：那么多减肥方法都失败了，如果现在新出来一种减肥方法，你还会去尝试吗？她们几乎都给出了同样的回答：我会的，万一能有效呢……

我只剩喟然长叹的份儿了。这些女士拿自己当了十多年的减肥小白鼠，被各种错误方法蒙骗，钱没少花，罪没少受，却仍然没有迷途知返。

为什么饥饿减肥和服用减肥药之后会越来越胖？这是因为它们伤害了身体的代谢机能，降低了基础代谢率。这些错误减肥的措施使人体消化吸收功能变差，体能日益低下，吃进去的食物能量不是变成满满的身体活力，而是马上存起来变成肥肉。

正常人体会维持体重的基本稳定，虽然可能一年之内有几斤的波动，但都在正常范围内，不会出现快速的增加或降低。如果吃的是营养平衡的食物，食欲不会发生很大的变化。即便偶尔一两天多吃，一两天少吃，在一段时间内来看，也不会发生很大的变化。排除药物、疾病致肥的情况，从根本上来说，严重肥胖根本不是民间误解的"营养过剩"，而是一种营养不良和代谢失调的表现。

这些女士最大的烦恼是备孕。年纪到了该要宝宝的时候，减肥吧，怕影响营养供应，妨碍受孕和孕育；不减肥吧，胖人受孕困难，孕程中容易发生妊娠糖尿病、妊娠高血压，胎儿生长受限，分娩的时候还容易早产、窒息。因为腹部脂肪太厚，剖宫产需要的时间长得多，麻醉药需要量大，胎儿的风险也更大。

我说，其实控制体重和吃够营养之间，并不存在很大的矛盾。要想多吃而不胖，关键在于提高食物的"营养素密度"，也就是单位热量食物中的营养素含量。吃这样的食物，就能做到营养素充足，而热量并不增加，甚至还有下降。

女士们很感兴趣地问：什么样的食物营养素密度低，哪些又比较高呢？

我解释说，那些最容易促进身体发胖的食物，大部分都是营养价值很低的加工食品或高油脂烹调食物，比如饼干、点心、薯片、锅巴、蛋挞、派等零食，以及油条、麻花等煎炸食品，还有甜饮料等。此外，用来烹调的炒菜油，在使用过多时也是重要的致肥因素。

比如说，减肥期间，每餐大概吃50～70克的粮食（生重）。按50克计算，50克面粉能做成75克油条，热量值是291千卡，维生素B_1含量是0.01；如果你选择50克小米来煮粥（加6倍水），能做成350克浓小米粥（近两碗），热量值是180千卡，维生素B_1含量是0.26（按20%烹调损失计算）。如果按同样1000千卡热量来计算呢？油条的维生素B_1营养素密度是$0.01 \times 1000/291 = 0.03$，而小米粥的营养素密度是$0.26 \times 1000/180 = 1.44$。两者相差48倍！

为什么会有这样大的差异？首先是因为，油条制作的时候，会吸进去大量煎炸油脂。油脂的营养素密度极低，它只有让人长胖的力量，却几乎不含人体所需的绝大多数营养素。除了烹调油之外，白糖、精白淀粉、糊精等食品配料也一样，只会让人长胖而没有其他好处。其次是因为食材的加工精度不同。油条是白面做的，把小麦粒加工成白面，只保存了麦粒中20%左右的维生素B_1；而小米属于全谷，没有经过精磨加工，籽粒中的维生素百分之百保留。此外，油炸烹调会让维生素损失惨重，比如维生素B_1损失率可高达80%以上，而煮粥、煮饭只损失20%左右。

人体的正常运行，必须靠几十种营养素的供应作为保障，就好比汽车不加汽油、润滑油等不能开动一样。同样都是限制热量的饮食，如果你选择营养素密度高的食物，就能从有限的食物热量中得到最多的营养素，这样你就能达到既瘦身又无损健康的效果。反之，如果你选择错误，就会造成严重营养不良，最后因为缺乏脂肪分解代谢所需的维生素和矿物质，身体连减肥的"力量"都失去，长期瘦身的目标怎能达到呢？

怎样才能轻松安排营养素密度高的三餐呢？

先要对食物进行分类，不要先考虑自己不能吃什么，而要先明白自己必须吃什么。然后在每一类当中，都选择营养素密度最高的产品，远离大量添加油、糖、糊精、精制淀粉的产品。

主食类，包括全谷杂粮、杂豆、薯类等，也包括早餐麦片、燕麦片、杂粮粉之类的速食品，每天最少150克（干重），是必须保证的。主食不能放油，不能放糖，也不能放盐，建议把杂粮煮成浓粥，这样体积大，容易控制食量，带来的饱腹感也比较充分。

各种蔬菜每天500~1000克，其中有一半左右是深绿色的蔬菜，而且还要注意用少油的烹调方法。水果每天250~500克，多选需要咀嚼、吃了比较容易饱的类型。糖分特别高的品种要注意限量，比如荔枝、龙眼、鲜枣、葡萄等。

肉/鱼每天50~100克，尽量选低脂肪的品种，不要用煎炸爆炒的方法，减少烹调油。煮汤炖肉要去掉浮油。每天吃豆腐小半块，鸡蛋1个，奶或酸奶1~2杯，第二杯要选低脂产品。

女士们听了之后惊呆了："原来能吃主食，还能吃肉蛋奶……这比我们现在吃的东西多啊！还以为减肥就必须饿着呢！"

我说："你们不是在备孕吗？备孕期间不要追求快速的体重下降，一定要把食物吃足，把营养素密度提上去。或许开始体重会有一点上升，但很快就会稳定，耐心坚持一两个月，等营养补足了，体能好起来之后，后面就能看到持续的体重降低。为了未来的孩子，一定要消除浮躁心态，切不可再对身体进行短期行为。"

最后的提醒是，除了改变饮食，每天40分钟以上的运动也不能忘记哦！胖人的膝关节负担较大，开始不适合跑步，先从快走和垫上运动开始。等到体重逐渐下降到膝关节可以承受的范围，就可以增加慢跑啦，那时会真的感觉身体轻盈，尽在掌控！

第三章

生健康宝宝，做快乐辣妈

①

做好备孕，迎接健康胎宝宝

备孕让宝宝"先天足" ｜ 愿意花大把时间和力气来备孕的妈妈，一定是素质很高的女子。她们明白一个基本的道理——只有身体棒、营养好的妈妈，才能给宝宝提供最佳的孕育环境。古人云：预则立，不预则废。和那些毫无准备的妈妈们相比，那些做好充分准备的妈妈，不仅孕育过程更顺利，生出来的宝宝"先天足"，自己产后恢复也更快！

孩子的质量最重要 ｜ 我真觉得，现在很多女性乱减肥，损害健康，孕前不好好调整备孕，当了准妈妈对营养平衡又不重视，这对胎儿是不负责任的。虽然大部分人都生了孩子，但孩子的质量却有很大差异，养育起来的麻烦多少也不可同日而语，还是要在孕前和孕期打好基础。

规律的生活是备孕的第一步 ｜ 要从孕前半年开始有规律的生活。规律的生活不但指早睡早起、避免熬夜、三餐按时按量，还要多做健身运动。有氧运动能改善心肺功能，肌肉运动能加强下肢、躯干和骨盆肌肉力量，对做个准妈妈十分重要。

从备孕开始预防妊娠糖尿病｜备孕时就应注意通过运动降低体脂，增加肌肉，同时吃能控制餐后血糖的三餐，这样孕期不易患上妊娠糖尿病。否则孕期高血糖，即便生育之后恢复正常，40岁之后患糖尿病的风险也高于正常人几倍到十几倍。所以，曾经的"糖妈妈"一定要早早开始控制腰围，坚持运动，长期吃控制血糖反应的饮食。

营养均衡，预防糖尿病｜要想预防妊娠糖尿病，女性要从孕前开始做起，平衡营养，健康饮食，运动健身。孕前不做体能准备和营养准备，怀孕以后又大吃大喝、静态生活，无论对自己还是对后代都是难以弥补的损害。

备孕不用怕运动｜因为要备孕，所以不敢运动。这话就奇怪了——健身锻炼之后，体能上升，会大大促进生育能力，有什么不敢的啊？按自然规律，活蹦乱跳、体能好，才有资格繁衍后代，走不动、跑不动就要被淘汰。强健的准妈妈不仅自己孕程更顺利，孩子的发育和体质也会更好。强健中国人，从备孕开始！

妈妈体能好，孕程更顺利｜怀孕后，女性的心脏要负担母子两个人的供血，肺脏要负担两个人的氧气供应，肌肉骨骼也要支撑两个人的体重。如果一个人跑几步都嫌累，以后怎能很好地负担胎儿、胎盘和其他孕产相关组织呢？事实证明，孕前体能好的女性不仅更容易怀孕，而且孕期很少出现危险情况，生产的时候也更加顺利。

备孕，找回年轻活力的感觉｜年过35甚至年过40的夫妇，为了生个二胎而下定决心开始健康生活，这也是蛮有意义的事情。不仅有利于社会，有利于后代，也有利于自己。或许能够重新找回活力焕发的感觉，而且发现原来人的健康状态是可以逆生长的。

孕前体检不能少｜备孕时夫妇一定要提前做体检，特别是没有做过婚检的夫妇，一定要去做个全面检查。如果有一方是乙肝病毒携带者，只要提前和医生联系，采取措施，就能避免传给宝宝，不必过于担心。除了遗传性疾病需要考虑之外，如果有不宜怀孕或影响怀孕安全性的疾病，比如肾脏病、糖尿病、高血压病等，也要提前进行治疗和控制。

不要让胎宝宝受委屈｜在体检中，如果发现有营养不良问题，比如贫血、缺锌等，要咨询营养科医生和营养专业人员，及时增加营养，必要时补充营养素制剂，等到营养状态改善之后再怀孕。如果有胃肠消化吸收不良的状况，也要去看医生或进行饮食调理，及时改善。否则，一个营养不良的妈妈，会让孩子发育时受到很多委屈。

贫血状况早纠正｜贫血是很多女性都会有的症状，所以提倡大家孕前6个月就做体检，锻炼身体，改善饮食，储备营养素。如果一个孕妈妈连孕初期都贫血，说明受孕前就营养不足。在怀孕最后3个月，对于铁的需求特别大，就算天天吃动物肝脏，也不一定能补得上。这样对孩子体质和智力的影响可能终生无法弥补。

备孕重点防贫血｜从铁吸收不足，到铁储备减少，到身体中的铁被耗竭，再到出现贫血，通常要3～4个月。这是因为红细胞的更新周期是120天，发生铁不足的情况后，只有到红细胞换岗时才表现出贫血。反之，要改善血红蛋白水平，也需要等一段时间。所以备孕期间补足营养特别重要，原本贫血的女性，妊娠过程中再补，就难多了。

养好胃肠防贫血 | 女性在孕前改善消化吸收功能，改善饮食内容，提高血红蛋白水平，学习孕期健康饮食知识，是预防孕期贫血的根本策略。预防孕期贫血，首先要把消化吸收功能搞好。否则即便给了富含铁和其他营养素的食物，利用率也很难尽如人意。备孕期间必须注意改善饮食习惯，把胃肠养好了，才能不让胎宝宝的营养供应受限制。

停止饥饿减肥 | 很多女性受孕前曾经饥饿减肥，但在准备要宝宝的6个月之前，一定要停止这种做法。饥饿会耗竭体内的营养素储备，降低各脏器功能。做准妈妈不仅自己要代谢顺畅，还要担负宝宝的全部代谢负担——包括消化吸收、组织合成、垃圾处理、废物排泄、营养储备等。一个营养不良、代谢率过低的女子，怎能承担好这些艰巨的任务呢？

减肥要为未来的宝宝负责 | 女人减肥伤害健康，不仅影响到自己的生命质量，也会影响到未来宝宝的质量。一块贫瘠的土地上，很难长出苗壮的禾苗；一个身体虚弱、贫血缺锌的妈妈，会让肚里的宝宝在发育中受到很大委屈。

远离药品，排清毒素 | 尽量远离各种药品，除了医生处方的必须药物之外，包括减肥药、消炎药在内的所有药物都要尽量提前停掉。药物难免有毒性，而且会给肝肾带来负担。不过，维生素之类的营养补充剂不在其列。另外，家里要少用杀虫剂和空气清新剂等日化用品。化妆尽量淡一些，很多化学品会从皮肤渗入，口红甚至会直接入口。

营养储备要充足 | 即便是营养状态正常的妈妈，也建议提前补充孕妇专用的复合营养素制剂，而不仅补充叶酸。这是因为在怀孕前3个月，

孕妇往往会有食欲缺乏、恶心呕吐的早孕反应，饮食不足会消耗体内的营养素储备。如果在孕前把各种维生素和微量元素储备得足足的，即便孕前期吃得不够，也能让发育早期的小宝贝得到最充足的营养供应。

远离不健康食品 | 尽量少喝酒或不喝酒，少饮各种碳酸饮料。煎炸、熏烤食品尽量不吃，还要远离油烟和烧烤烟气，因为其中含有致癌物。尽量少吃以口味口感取胜的高度加工食品，其中不仅油、盐、糖含量高，营养价值低，甚至有些成分可能干扰胎儿正常发育。油腻浓味的餐馆菜肴，一般都是用多次加热的油烹制的，盐分又太高，对胎儿实在有害无益，维持这种喜好，还会增加孕期水肿和妊娠高血压的危险。

备孕要提前补叶酸 | 备孕女性应当提前3个月以上服用叶酸片，最好提前半年养成每天吃半斤深绿色叶菜的习惯。叶酸能帮助预防多种出生畸形。菠菜中的叶酸含量实在太高了，即便做熟了吃，叶酸损失一半，半斤菠菜仍然能轻松满足一天所需。

叶酸的食物好来源 | 深绿色的叶菜含叶酸最多，比如菠菜、芥蓝、空心菜、木耳菜、豌豆苗、油菜、小白菜、茼蒿、茴香等等，叶绿素含量越多，叶酸越丰富。叶酸当年就是从菠菜里首先分离提取出来的。昂贵的奇异果和牛油果虽然营养价值也不错，但若用它们来补叶酸，真是舍近求远，性价比低。

日光浴驱走病毒细菌 | 孕期最麻烦的事情莫过于妈妈感冒或感染。不吃药吧，人很难受；吃药吧，又怕影响到宝宝。特别是病毒性感染，还有造成胎儿畸形的危险。阳光能给身体带来维生素D，不仅能促进钙的吸收，还能提高免疫力。如果孕前多在阳光下爬山走路，妈妈患病的

几率会大大下降，同时对母子双方的骨骼健康也大有好处。

快乐备孕带来快乐宝宝 | 人们都知道，心情会影响到人的消化吸收功能、解毒功能和免疫力。对于准妈妈来说，心情还影响到宝宝的性格和体质，是所谓"胎教"的一部分。所以，孕前的女性一定要调整好心情，特别是原本有些急躁、苛求、敏感、悲观失望、患得患失、怨天尤人情绪的女性，更要注意改善情绪，让自己变成一个愉悦而安然的女子。

运动是最好的备孕方式 | 备孕期间就应当开始运动，强健的准妈妈不仅自己孕程更顺利，孩子的发育和体质也会更好。真希望大部分备孕妈妈能早点加强健身，打好孕前的健康基础。强健中国人，从备孕开始!

动起来，好孕来 | 怀孕会给女性的心肺功能带来挑战，它要供应两个人的血液和氧气。孕前能跑能跳的妈妈，心肺功能强大，能更好地供应胚胎。跑步还能提高下肢力量，让准妈妈在身体增重二十多斤时仍然感觉轻松自如。真正健康、有活力的准妈妈怀上了优质健康的胎宝宝，是无需长期卧床保胎的。

有氧运动让女性更容易受孕 | 通过有氧运动减少赘肉，对于备孕女性极为有益。体能好的女子更容易受孕，孕程也会更加顺利。跳舞是个很好的备孕运动，不仅能锻炼身体，而且能减轻压力、愉悦心情，这对顺利的孕程也是非常重要的。

备孕全家总动员 | 无论是注重营养还是健身，戒烟限酒还是改善心情，都需要夫妇两个人，甚至还有其他家庭成员的配合。良好的生活环境和习惯有利于放松心情，更有利于优生优育。相信只要父母做好种种

准备，小生命的来临会给全家带来更多的快乐、最少的遗憾。

准爸爸的任务｜备孕期男人需要做的是：戒烟戒酒，减轻压力，保持好心情，多体贴太太，给她甜言蜜语。夫妻一起做体检，健身锻炼，早睡早起。夫妇都有健康的身体和愉悦的心情，是最有利于孕育后代的。因为体能越好的雄性生育能力越强，后代越优秀，所以这也是为什么野生动物中的雄性见面就开打的原因。

备孕男性要养成良好的生活习惯｜现代人普遍饮食不规律，蔬菜摄取不多，而且因为环境污染问题，所以即便是男士，也需要补充叶酸，增加营养！备孕男性良好的生活饮食习惯可以提高精子活力，更加有利于受孕。

让太太和胎宝宝远离烟雾｜清新健康的环境对未来的胎宝宝的健康很重要。空气污染严重的场所、刚刚装修完的房间、刚买的有味道的家具、有味道的新车，都要尽量远离。对男主人抽烟的家庭来说，最要紧的是尽量避免二手烟和三手烟的危害。负责任的备孕爸爸若不能戒烟，至少别让太太闻到烟味，并把沾有烟雾的衣服及时脱下来挂在门口，进屋洗手洗脸。

准爸爸的责任｜备孕爸爸要注意健身，规律作息，戒烟限酒。那准爸爸需要做什么呢？我说：只需让准妈妈心情愉快，陪她吃多样化的天然食物，陪她早睡早起、适度活动，加上戒烟就行了。常出现的问题是，老人对准妈妈照顾过多，鱼肉荤汤过剩，准爸爸也吃得肠满肚圆，从此变成胖男，提前进入中年。

②

有关孕期营养的困惑解读

纯素食易导致贫血｜很多妈妈因为口味或者胃口原因，只能吃素食，但是纯素食易使人体缺铁。怀孕的最后3个月，共有4个方面的铁需求：孕妈正常需求；胎宝成长需求；胎宝肝脏要存下从出生到6个月时所需的铁；孕妈肝脏存一份铁补充分娩失血。如果孕妈自己都不够用，怎能把宝宝那份供应上？素食的孕妈要咨询医生和营养师，服用补铁营养品才稳妥。

提前纠正贫血，保证宝宝智力｜孕期一直贫血，但孩子也平安生下来了，不影响吧？其实不然。有研究比较了健康孕妇、贫血后得到纠正的孕妇，以及贫血到孕晚期仍然没有纠正的孕妇所生孩子的智力行为发育水平。结果是不贫血的母亲所生的孩子智力发育最好，纠正贫血的孕妇也比孕晚期仍贫血的孕妇生的宝宝质量更好。

荤素均衡让妈妈和宝宝都健康｜孕期虽不提倡素食，但也无需过多的大鱼大肉，油腻煎炸是有害的。合理的饮食，让准妈妈能做到"皮薄馅大"，宝宝出生时体重合理，妈妈也不因生育而增肥，这对母子双方未来防病都非常重要。胖宝宝未来容易患糖尿病，胖孕妈也一样。

如何补充蛋白质和铁｜很多孕妈妈听到保健品推销者说，孕期蛋白质需求量增加，必须服用保健品。实际上补充蛋白质很简单，每天吃75克肉，75克鱼，1个蛋，半块水豆腐，再加上2杯牛奶和300克主食，足够满足孕妈妈对于蛋白质的需要，无需服用各种蛋白粉，也不需要顿顿大条鱼、大碗肉。

全谷杂粮，有益受孕｜有谣言说吃燕麦会滑胎，吃荞麦会不孕，都缺乏科学依据。吃全谷杂粮能供应更多的B族维生素和维生素E，对于受孕是有好处的。虽然有研究发现全部吃全谷杂粮会降低雌激素的水平，但统计数字表明，吃全谷杂粮较多的低收入地区，不育率反而比只吃精白粮食加大量肉类的富裕地区低得多。

高纤维食物有利孕妈健康｜在怀孕过程中，蔬菜、水果、粗粮、豆类、牛奶、豆浆等食物有帮助重金属排出的作用，宜常吃。特别是孕期最后三个月容易便秘，要多吃些粗粮、薯类、蔬菜等高纤维的食物。

发酵食物营养吸收率高｜消化吸收功能不良的女性可以适当多吃点发酵类食品，如发面饼、杂粮面包等发酵面食品，豆酱、豆豉、纳豆等发酵豆制品，以及醪糟之类的发酵米制品，其中矿物质的吸收率较高。贫血缺锌的女性可以适当吃一些红肉和动物内脏，补充血红素铁。

孕早期不妨多喝酸奶｜酸奶对孕妇来说是非常好的营养食物，它不仅含有优质蛋白质，还有12种维生素、丰富的钙元素，以及有益消化吸收的乳酸。在孕早期，准妈妈往往食欲缺乏，酸甜清爽的原味酸奶容易被胃肠接受，能有效补充营养。如果怕凉的话只需放到室温喝就可以了。

孕期不用控制胆固醇｜很多人因为害怕胆固醇，吃鸡蛋的时候总是把蛋黄扔掉。其实对准妈妈来说，胚胎的生长需要快速的细胞增殖，胆固醇是建设细胞的必备材料，身体还要"加班"合成它。每天吃1～2个鸡蛋，对准妈妈和胎宝宝的营养供应十分有益。鸡蛋中的8种B族维生素、卵磷脂和胆碱等营养成分，对胎宝宝的脑神经系统发育也是很有帮助的。

吃鱼不能过量｜都说吃鱼肉有益母子健康，但也不能过量，多了会增加环境污染物。因为淡水产品中含有机氯农药含量比较高，每周有3～4次，平均每天50～100克就可以。海产食肉鱼往往含汞过高，每周不超过一次为好。鱼油胶囊不是必需，如果想用，建议咨询保健师和营养师后再用。

多吃新鲜蔬菜｜要想改善三餐的饮食质量，多吃新鲜绿叶蔬菜是个好主意。新鲜的绿叶蔬菜中不仅富含叶酸，还能补充多种维生素和矿物质，是准妈妈最需要多吃的食物。国外有研究证明，多吃绿叶蔬菜的母亲所生的婴儿大脑发育状况更好。

哪些蔬菜属于深绿色叶菜｜凡叶子深绿色的都是深绿色叶菜。比如菠菜、油菜、苋菜、小白菜、茴香、茼蒿、豌豆苗、豌豆尖、丝瓜尖、甘薯叶、木耳菜、空心菜、西洋菜、草头、紫背天葵、油麦菜……此外西蓝花也算，但大白菜、圆白菜之类不算，颜色太浅。

农药残留不是远离蔬菜的理由｜很多人听说蔬菜会有农药污染，怀孕后不敢多吃蔬菜，特别是不吃叶菜。其实研究发现，孕妈妈多吃蔬菜能减少宝宝未来发生多种疾病的风险，幼儿多吃蔬菜也能减少湿疹和哮喘的几率。按照生态学中的生物放大定律，动物食品的环境污染物浓度比植物性食品更大。少吃蔬菜、多吃动物性食品不会更加安全。

孕妇可以吃菠菜吗 | 所谓孕妇不能吃菠菜的理由，是怕草酸多，影响钙的吸收。只要沸水焯烫，去掉草酸就没问题了。欧美国家从无这种禁忌，甚至菠菜直接做成沙拉生吃，因为人家的膳食中不缺钙。

怀孕可以吃醪糟吗 | 怀孕期间不能喝酒，这是肯定的。但醪糟的酒精量非常低，市售醪糟包装上面都标明了酒精含量，通常是低于0.5%。加热食用后酒精挥发，含量就更少。做菜用一两汤匙的黄酒也无妨，经过加热挥发之后，不会给孕程带来麻烦。

补充复合维生素是安全的 | 有人担心，吃很多绿叶菜，加上蛋奶肉，再加上一片复合维生素，各种维生素会过量。实际上，我国销售的各种复合维生素片剂量较小，即便加上食物中的量，也在安全范围当中，何况食物烹调中还有营养素损失。所以，吃好三餐，再加一粒孕期维生素，没有任何危险。

孕期可以吃腐乳，但要减盐 | 孕妇吃腐乳并无坏处，问题在于每天的总盐量要控制。孕后期容易水肿，饮食要少盐。用腐乳替代盐，保持口味清淡是可以的，而在正常吃盐之外再加一块腐乳是不可以的。除腐乳之外，酱、酱油、蚝油、咸菜等调味品也是一样道理。

燕窝海参不是神话 | 很多人都觉得在怀孕的时候多进补燕窝、海参，对于胎宝宝有很多好处，但是事实上没有任何证据证明吃燕窝能让宝宝

变白，也没有证据证明吃海参能让孩子更聪明、更强壮。当然，少量吃点的情况下，它们也不至于有毒。如果家人已经买来这些东西，非要你吃不可，就当成一种心理安慰好了。

孕妇吃燕窝能让宝宝美白吗？　｜目前没有发现母亲服用燕窝能使新生婴儿美白的可靠研究证据。如果没有美容功能方面的保健食品批号，就说明并未经过可靠科学实验证实其效果。按照我国法规，某种食品如果未获得相关保健功效的食品，不能对这些功效进行宣传，否则就是违法夸大宣传，可以向食品药品监督管理部门举报。

③

管好体重和血糖

准妈妈增重多少为好 | 很多人会问，孕期增重少于10千克真的可以吗？我国一般推荐孕期增重10～13千克，主要增在孕后期的三个月中。因为每个人的生理状况和体成分不一样，妈妈不必刻意追求数字。胎宝宝发育好、妈妈身体健康才是金标准，身上少存几斤肥肉不妨碍。孕前体重高的准妈妈，孕期在胎儿正常发育前提下要尽量少增重。

体重高的妈妈要少增重 | 如果孕前已经出现超重肥胖，则孕期应减少体重增加，因为无需储备脂肪供哺乳之用，增6～8千克已经够了。最好是在备孕期间调整饮食习惯，积极运动健身。备孕女子健康减肥之后，能得到更平稳的孕期，更顺利的产程、更健康的宝宝，还有更容易恢复的苗条体形。

新生儿5斤以上就正常 | 很多人都觉得在怀孕的时候要增重多点，

孩子才健康，实际上增重和宝宝质量没有直接关系，只要胎儿状态正常就不用担心。孕期胖了40斤，结果绝大部分肉长在自己身上的人多了！胎儿并非越大越好，5斤以上就是正常，8斤以上叫作巨大儿。过大的宝宝将来患病机会多，所以一定不要攀比出生体重！

不要太在意体重增加值 | 怀孕后虽然肚子变大、胎儿正常，但孕妇体重并没有增加多少，遇到这种情况不必着急。如果原来母亲体脂高，因孕期健康饮食、坚持锻炼，体脂下降，但胎儿、胎盘、乳房等组织长了，抵消的结果是增重比较少，这是好事。反之，有些准妈妈孕期体重没少增加，胎儿却发育不足，这种情况才是令人担心的。

孕妇不必肥头大耳 | 胎儿正常长，妈妈体能好，各项指标正常，身体不增加过多脂肪，才是最理想不过的，没必要攀比孕期体重增长。除了胎儿、胎盘、羊水、乳房等增重，母体储备脂肪主要是备产后哺乳之需——以防产后没足够的东西吃。现在很多母亲孕前就脂肪过剩，月子里又吃得超级丰富，身上再增那么多肥肉，何用？

做个"皮薄馅大"的健康准妈妈 | 放任孕期体脂肪增加过多实属有害。原来体力薄弱、心肺功能差的准妈妈，如增重过快容易发生妊娠高血压、妊娠期糖尿病，容易因巨大儿导致难产，不得不剖宫产，还容易出现产后出血及新生儿窒息等情况。宝宝和妈妈将来患肥胖、糖尿病、高血压病的风险也大大增加。要做个"皮薄馅大"的健康准妈妈！

准妈妈血糖高，宝宝大脑受损害 | 准妈妈原本体能较差，加上孕期运动过少、体重增加过快，很容易发生糖耐量下降、妊娠糖尿病等问题。而这些问题可能影响胎儿的大脑发育，造成脑回声偏低、脑室偏大

等异常情况。准妈妈血糖问题越严重，危险也越大。（中国营养学会理事长程义勇报告中的内容）

为何瘦女子常常成为"糖妈妈" | 原本瘦弱的女性更容易在孕期增重过多。一是家人拼命要求多吃；二是瘦弱女性多半日常缺乏运动，体能差，孕期身体沉重，更缺乏增加运动的意愿。糟糕的是，因为原来肌肉太薄弱，血糖控制能力差，体重快速增加之后非常容易出现妊娠糖尿病之类的问题。

控血糖不是饿肚子 | 患妊娠糖尿病的孕妈妈在饮食上要注意控制餐后血糖，但不能让自己经常饥饿，甚至出现酮症，对胎儿造成危害。饮食上要做到几点：炒菜少用油，不吃油腻菜肴；一半精白米面主食换成全谷杂豆；多吃蔬菜；不吃零食甜点；远离甜饮料；水果每天不超过1斤，少量多次。

孕期前3个月无需增加热量 | 孕期前3个月，因胚胎还非常小，胚胎生长所需的热量和蛋白质甚少，体重正常的孕妇无需刻意多吃，不必追求体重上升。需要注意的是，身体本来瘦弱的准妈妈要避免因为妊娠反应而使体重下降太多，要在呕吐不严重时尽量吃一些主食、水果、酸奶等食物，避免发生酮症。

孕期4～9个月也不用大吃大喝 | 孕期4～6个月需要在孕前基础上增加热量300千卡，只相当于250克酸奶和1个鸡蛋。7～9个月需要增加450千卡。因为孕期通常体力活动强度下降，本来就省出了一部分热量，所以无需大吃大喝。相反，最后三个月要控制体重上升，最多不超过每周1斤的程度。

孕期需要增加多少蛋白质 | 孕期4~6个月需要在孕前基础上增加15克蛋白质，只相当于1个鸡蛋+300克牛奶。孕期7~9个月需要增加30克蛋的质，相当于1两鸡肉+1个鸡蛋+300克牛奶+1两面粉。所以，没必要以怀孕为理由每天吃一只鸡或一盘鱼，每天吃好几个鸡蛋也是没必要的。

控制血糖也要控制增重 | 孕期4个月以上的偏胖孕妇，如有血糖控制问题，可以在每天摄入1600千卡热量的基础上增加食量，使热量摄入达到1800~1900千卡，但食材和烹调方法可以按糖尿病食谱来安排。

小心号称"无糖"的高升糖食物 | 那些速溶的甜味麦片根本不是燕麦片。其中燕麦含量少得可怜，甚至根本没有，除了少量其他杂粮粉，大部分成分是糖和糊精，再加点香精，成本非常低，升血糖超级快。所谓的无糖饼干大多淀粉多、脂肪高。血糖超标的孕妈千万不要指望用这样的东西来控制血糖。

糖妈妈可以喝酸奶 | 超市的原味酸奶适合血糖偏高的孕妇食用。市售酸奶里常常添加的果胶、明胶和低聚糖都不会明显升高血糖。即便其中含有7%的糖，但因为有乳蛋白质和乳酸等压制血糖反应的成分，餐后血糖上升速度还是很慢，糖妈妈也能吃。无糖酸奶升血糖更是非常慢。

酸奶对预防糖尿病有好处 | 酸奶虽然是甜的，但比想象中血糖指数低。有最新研究发现，经常喝酸奶可能会降低患糖尿病的风险。虽然是外国的研究结果，但每天喝一小杯酸奶能增加蛋白质、B族维生素和钙，又有预防糖尿病的可能性，美味又方便，为什么不喝呢？

舒化奶的血糖指数也不高 | 零乳糖牛奶、低乳糖牛奶或"舒化

奶"，是用"乳糖酶"把乳糖水解掉制成的产品。乳糖本身甜度只有白糖的20%，但乳糖水解后会变成葡萄糖和半乳糖，它们的甜度是白糖的70%~80%，所以口感变甜了。但据国内测定，这种奶的血糖指数仍然比较低，每天可以喝1杯。

糖妈妈可以少量吃水果 | 苹果、黄桃、芒果等水果升血糖比较慢，在不增加总热量的前提下，糖妈妈可以少量食用，比如每天上下午各吃半个苹果。不过，一次吃半个西瓜的做法是绝不提倡的。水果当中菠萝、甜瓜、西瓜的血糖指数偏高，或在流行病学调查中表现出不利于糖尿病预防的轻微效应，故不推荐糖妈妈经常食用。

④

新妈妈应当补什么

产后应当补什么 | 新妈妈第一个月的饮食要点是多补铁和钙，以及蛋白质。如果产后妈妈身体不算瘦弱，则不需要增加脂肪供应，因为怀孕时身体已经存了几公斤的脂肪，准备在哺乳的时候用上。如果产后体重超标很多，更要注意选择清淡少油的烹调方式。产后妈妈需要的是蛋白质、维生素和矿物质，至于脂肪并不需要补。

刚生完宝宝的头几天宜吃易消化食品 | 刚生产后一两天，妈妈的身体比较疲劳虚弱，消化能力差，这时候宜吃极易消化的食品，比如传统的炒大米煮的粥、小米粥、大米糙米粥、鸡汤软面条等都合适。如果喜欢甜食，可以喝点醪糟蛋花汤、桂圆大枣苹果汤之类，加几片山楂，有营养又好喝。过几天，产妈妈消化能力基本恢复，就可以正常饮食了。

素食者补铁的方法 | 如果分娩时失血较多，每天吃点红肉或动物内

脏可以帮助补铁。如果新妈妈是素食主义者，可以用黑芝麻、花生、红小豆、黑豆、各种坚果、干枣、桂圆、葡萄干等植物性食品打成糊糊喝，帮助补充铁和蛋白质。在补充铁的同时，要多吃蔬菜和水果，最好能服用维生素C片，因为它可以促进植物性铁的吸收。

补充纤维素，避免便秘 | 因为产后妈妈在月子里运动少，所以一定要注意多吃蔬菜和杂粮，这样可以避免膳食纤维太少发生便秘，不能顿顿白米饭+鱼肉蛋。老人家可能不让吃冰冷的食物，但蔬菜做熟了吃是没有问题的。蔬菜中的钙、镁、钾等成分不怕热，即便略煮软些，对提供矿物质和膳食纤维还是很有帮助的。

哺乳妈妈要注意补钙 | 乳汁里有很多钙，如果食物中钙供应不足，妈妈就要把自己骨头里的钙抽出来供应给宝宝，容易发生骨质疏松或软化。如果新妈妈对牛奶没有不良反应，哺乳期每天宜喝两杯热牛奶，也可以喝常温的酸奶，再加上水豆腐、坚果和绿叶蔬菜，能补充足够的钙。

要补充足够的水分，而不是脂肪 | 哺乳妈妈泌乳需要消耗大量水分，每天要比平日多喝3～4杯水、牛奶、豆浆或汤，补充哺乳需要的水分。但哺乳并不需要汤上面那层油，最好除去之后再喝，否则肥肉会长在妈妈身上，乳脂增加后宝宝也容易肥胖。

乳白色的汤汁未必有营养 | 那些乳白色的浓稠汤汁，其实未必有很多营养，而是蛋白质和脂肪的乳化产物，脂肪含量比较高，不要迷信它。如果新妈妈体重已经较高，最好去掉浮油再喝汤，而且用清汤替代乳白色的汤。如果可以，最好用低脂奶和豆浆替代一半的肉汤，营养更好，而且牛奶中的钙有益预防肥胖。

妈妈的饮食直接影响乳汁质量 | 乳汁中水溶性维生素的含量，会因为母亲的饮食而发生变化。也就是说，如果妈妈的食物缺乏水溶性维生素，比如维生素B_1、维生素B_2、维生素C等，那么乳汁中这些维生素的含量也会下降。维生素B_1缺乏严重的时候，婴儿甚至可能因为"婴儿脚气病"而猝死！

哺乳妈妈需要更多维生素 | 多吃点粗粮、豆类和薯类，妈妈的乳汁就能保证有足够的维生素B_1；有奶类、蛋类和绿叶菜，维生素B_2就不会缺；多吃新鲜蔬菜水果，维生素C就很足。这样吃，不仅宝宝受益，新妈妈也能精神十足，而且体重容易恢复。

维生素的最佳来源 | 想要乳汁中有充足的维生素C和叶酸，吃足够的蔬菜水果就好了。每天一斤蔬菜、半斤新鲜水果是不可少的，特别是绿叶蔬菜，是叶酸的最佳来源。维生素B_1主要靠各种杂粮、杂豆供应，吃杂粮饭、八宝粥、土豆、红薯之类就比较容易把它吃足。维生素B_2的好来源是奶类、蛋黄和牛肉，各种杂粮也比较富含这种维生素。

哺乳妈妈可以补充钙片和复合维生素 | 哺乳期妈妈的钙需求量有提升。如果有乳糖不耐症，不能吃奶制品，新妈妈也可以直接服用钙片，每天400~600毫克为好。也可服用成年人用的复合维生素矿物质增补剂，记得最好用较小剂量的片，每日分次服用。一定要进餐时服用，才能更好地吸收利用。

哺乳妈妈不用"补脂肪" | 30年前的研究就确认，如果膳食中脂肪不足，母体会消耗自己的身体脂肪来制造乳汁。换句话说，母亲制造乳汁，少不了蛋白质，少不了钙，少不了各种维生素，但是并不需要从食

物中获得很多脂肪。因为现在女性孕期增重通常偏多，哺乳妈妈身上就有充足的脂肪储备了，没有必要在哺乳期还大量喝油汤补肥肉。

盲目进补是浪费｜在母亲严重缺乏蛋白质的时候，乳汁的分泌量会减少。但是，只要能够满足基本的营养素需求，哪怕是完全不吃肉或炒菜不放油，蛋白质、乳糖、钙等营养素的数量变化都不大，乳汁的量也会保持基本稳定状态。所以，妈妈吃大量鱼肉，喝很多肉汤，并不会让乳汁中的蛋白质明显增加。

⑤

哺乳让妈妈健康又苗条

母乳喂养的好处｜哺乳降低母亲患乳腺癌、子宫内膜癌的风险，较长时间的哺乳不仅有利于婴儿的身心发育，还能减少包括婴儿白血病在内的多种婴幼儿疾病风险，有益母子双方。任何牌子的进口奶粉都无法完全替代母亲的乳汁。希望妈妈们能下定决心，排除万难，选择母乳喂养。

哺乳让妈妈更加美丽健康｜很多妈妈以为哺乳会有损身材，其实不然。哺乳是大自然的安排，既能帮助子宫复原，帮助恢复体形，还能减少患乳腺癌的危险。只是哺乳期减肥不能用那些有损健康的快速减重方法，而只能慢慢减肥。

哺乳可让妈妈慢慢瘦下来｜关于哺乳期的时长，联合国儿童基金会建议纯母乳6个月，6个月后一边喝母乳一边加各种天然食物，2岁左右自然离乳。即便孕期增重过多，在这个哺乳过程中，只要做到营养合理，饮食少油，妈妈会自然地瘦下来，重新成为苗条辣妈，因为身体在不断消耗体脂肪。

哺乳无碍慢慢减肥｜很多人误以为要哺乳就不能减肥。其实正相反，哺乳有利于减肥。在孕期，正常体重的母体会储存几公斤的脂肪，以备乳汁分泌之用。如果是超重肥胖的母亲，其实无需储存这些脂肪，因为妈妈身上的肥肉都是可以用来制造乳汁的。

晚餐杂粮，宝宝受益｜晚餐把白米白面换成用杂粮豆子煮成的八宝粥，推荐用小米、糙米、燕麦、红豆、黑米等食材。煮浓一点当主食，可以喝到饱。这些杂粮里的维生素B_1能提高母乳的质量，让宝宝受益。

杂粮帮助新妈妈迅速恢复气色｜不要担心喝杂粮粥影响哺乳，实际上全谷杂粮中的丰富维生素B_1还有利于泌乳呢！过去北方人坐月子喝小米粥，很有科学道理，因为小米里的维生素B_1和铁的含量远远高于精白大米，正是产妈妈所需要的。

杂粮粥让哺乳妈妈变瘦｜有位妈妈因为孕期没控制好体重，生完孩子比孕前胖了20多斤。她听了我的建议后，哺乳期间每天晚上用杂粮杂豆八宝粥替代白米饭，6个月轻松减肥20斤，乳汁一直很充足！

妈妈吃油水大的食物，不一定对宝宝好｜研究表明，母亲的食物如果"油水大"，则奶里的脂肪含量会升高，母乳显得比较浓一些，宝宝获得的脂肪也多，比较容易长胖。但这种长胖仅限于皮下脂肪多，不意味着身高、内脏、大脑方面发育比其他孩子更好。

烹调少放油，煎炒改蒸煮｜前面说到，制造乳汁不需要吃很多油，因为我们的身体在孕期就储藏了很多脂肪，专门等着哺乳的时候消耗掉。如果还顿顿油炒、油煎、油炸，那么身上的脂肪就没有机会被利用了，对于减肥自然也没有好处。

哺乳妈妈要注意饮食质量 | 哺乳的妈妈要注意，不吸烟，不饮酒，不服药，少喝茶和咖啡，少吃外面买的加工食品，少下馆子，尽量自己购买新鲜原料做饭菜。高度加工食品营养差，还可能含有各种污染，维生素和纤维不足，对乳汁的质量有不良影响。

远离不健康食品 | 油炸食品、熏烤食品都要少吃——里面可能含有毒污染物质，这些物质可能进入乳汁当中，危害宝宝。膨化食品、饼干蛋糕、薯条薯片中则含有过多的不健康脂肪，对乳汁质量有影响。

劳动当减肥 | 每天多走路做家务。不剧烈的体力活动完全不影响哺乳，还有利于血液循环。这种温和的减肥方法不影响乳汁质量，也没有反弹风险，很多网友实施后已经受益。即便不是哺乳妈妈，也一样可以用它作为终生受用的防肥措施。

苗条妈妈的经验 | 我的女同事们生了宝宝之后，体型多半都能较快恢复。其中一位妈妈，生育之后比从前更苗条，腰更细，上臂更紧实。问她何以如此苗条，她说：首先，孕期饮食不油腻，做个皮薄馅大的准妈妈；生育后自己带孩子，成天追着儿子跑，抱着儿子出门，肌肉练得非常结实。

范老师与微博网友互动

//@白饭如霜：母乳对母亲和宝宝的身体都有不可替代的好处，对亲子关系的促进也毋庸置疑，至于女人最关心的破坏胸型什么的，我喂了一年的母乳，真不觉得对身材有什么大影响。各位妈妈，只要基本条件具备，无论如何应该喂满六个月母乳才是。

范老师：母乳有利于降低患乳腺癌和子宫肌瘤的危险。

//@micez：我们家从姥爷到我妈到我都是低血糖，贫血时好时坏！现在想来就是家族性的营养不良！关注您后买了您的书，改善营养，身体变好很多！大儿子3岁半，身体瘦，消化不好！小儿子11个月，比老大强壮点！看来是我贫血带给孩子的。

范老师：亡羊补牢，犹未为晚，孩子还未成年，合理喂养加适当运动，体质能有很大改善。

//@ElaineMicroLife：我可是把范老师的文章打印了贴墙上严格照做的。宝宝出生时7斤2两，我整个孕程增重25斤，宝宝满月时我的体重就恢复到和孕前一样了，而且顺利全母乳。多谢范老师！

范老师：宝宝满月时就恢复体重，真是太难得了，多少妈妈都羡慕呢！多多和大家分享您的经验吧。

//@珣日葵0326：我在备孕阶段，体重135斤，感觉太胖了，是不是对怀孕有影响呢？这个阶段我可以减肥吗？怎么减呢？

范老师：通过有氧运动减少赘肉，对于备孕女性极为有益。体能好的女子更容易受孕，孕程也会更加顺利。无需饥饿，饮食上只要少吃炒菜油，不吃零食点心，远离甜食就行了。

//@营养科普汤哥：自闭症与营养关系密切！建议已被诊断为自闭症的患儿重视营养干预。

范老师：看来摄入充足叶酸的好处不仅仅是预防生理畸形，还有助于预防心理行为畸形……妈妈们在孕前就养成好习惯，早早开始多吃深绿色叶菜吧！这是最简单实惠、无副作用的补充叶酸方法。

//@邓媛之Jessica：生完娃来汇报一声，孕期体重增长25斤，出院轻15斤，出月子恢复原状。期间食欲变化不大，正常吃饭，尽量多样化，猪蹄啥的还一次没吃过，母乳质量也很高，娃体检身高体重都在中上水平。这很大程度上得益于孕前早已养成的良好饮食习惯。

范老师：恭喜您母子健康！多给大家传授经验。

//@娜星茵帕斯柏：整个孕期按照孕期膳食宝塔来吃，种类多样，烹调方法清淡，每天三餐三点，血糖控制得很好，无水肿，无抽筋，目前33周4天，重了12斤。宝宝根据B超数据已经4斤6两，偏大。整个孕期充满活力，每天都能保证散步或者快走3公里至6公里，比孕前还精力充沛，饮食绝对有功劳。

范老师：科学饮食和胡吃海塞，当然效果不同。

//@这位太太008：我是怀孕36周的二胎妈妈，两次怀孕都是妊娠糖尿病，不同的是第一胎打了胰岛素，这次怀孕得益于范老师倡导的科学饮食，全谷物和杂粮，精米白面完全不吃，血糖控制得非常好，不仅没有再用胰岛素，空腹、餐后的糖化血红蛋白均达标，体重增长平稳，而且没长肥肉。

范老师：真好！祝羊宝宝健康可爱！

//@西门小刁：怀孕5个月确诊妊娠糖尿病，医生要求节食降糖，怕宝宝的营养不够，仔细翻看了范老师的博客，根据老师的建议，少吃油脂，多吃绿叶菜，每天保证吃500克的水煮菜，控制米面摄入量，多吃杂粮和豆类。宝宝现在出生7个月了，母子血糖都正常，现在比怀孕前还要瘦且健康了。

范老师：谁说生宝宝一定会发胖！

//@梁梁牛皮糖：我是一名怀孕35周的孕妇，早期产检血红蛋白略偏低，后来特意改善调整。孕后按您的书籍和订阅菜谱调整饮食，孕前48公斤，现在增重7.5公斤，B超显示宝宝发育正常，一直担心的轻微贫血问题也改善了。好多人都问我是怎么做到"长胎不长肉"的，我向她们极力推荐您。

范老师：谢谢报告好消息！

//@画檐蛛网v：我就是受益者！怀孕、生产、产后按范老师博文的建议，正常饮食，适当锻炼，孕期增重12.5公斤，顺产，入院到生不到7小时。月子里照常杂粮粥、大量蔬菜水果，母乳喂养顺利，孕期产后（包括生产后第一天）无便秘，皮肤比孕前更好。

范志红：因为更注重健康饮食，生育可以是女人身体变好变美的契机！

//@于涵：9年前，没认识您的时候，怀大宝，从90多斤长到160斤（不敢相信吧）！认识您以后，怀小宝，孕期增重20斤左右，现在92斤，精力充沛。怎能不感激您？

范志红：很好的励志案例啊，推荐给准备做妈妈的朋友们。即便知道相关知识，也不是每个人都能控制好的呢。

//@营养科普汤哥：美国科学家对加州超过1000名儿童进行研究发现，那些在怀孕期间患有肥胖症、高血压或者糖尿病的妇女，她们的孩子出生后，患自闭症的风险比其他孩子高60%。所以，孕妈在怀孕过程中保证足够的营养就好，不必吃过多的油脂类和含糖量很高的的食物。

范老师：我们建议，生宝宝之前，妈妈先搞好身体，预防各种麻烦，这是最靠谱的啊。面对有缺陷的宝宝，全家只能同舟共济，不能相互埋怨。很多妈妈过去没有相关知识，不懂得提前改善营养、健身调整，不懂得孕期控制好血糖，不是她的错。但未孕的女士们不能继续无知下去，重复前人的遗憾。

//@jujubelover：经常看范老师的微博、博客，还有推荐的书，学习和实践营养知识。孕期增重21斤，宝宝6斤7两，顺产，产后几天就全母乳，现在才产后半个月，以前的大部分衣服穿上无障碍！

范老师：产后半个月就恢复体形，真是个令人羡慕的健康辣妈。

//@白色翅膀的猫：我孕期坚持每天散步或步行上班，直到生产前三天才休假，增重10公斤，宝宝3200克。产后坚持母乳，没有吃大鱼大肉，出了月子体重就基本恢复了，宝宝也非常健壮。

范老师：宝宝出生体重不超重，妈妈也不因生育而增肥，这对母子双方未来防病都非常好。

//@弥和肥牛：孕晚期按照范老师的博文建议，饮食上，吃杂粮粥、少盐、少油、低糖，坚持步行上班，最后两周口服复合维生素，进入产程后整10个小时都保持着良好的体力，娃出来后还和助产士聊天来着！孕中和产后的血糖都在正常值以内。怀孕时也达到了皮薄馅大的良好结果，娃8斤，体型维持原样。

范老师：强悍妈妈！

//@杨彦1982：关注范老师近3年，健康的观念已慢慢渗入骨髓。怀老二的整个孕期，健康饮食控制体重，增重12斤；产后5天恢复孕前体重；月子期间没有大鱼大肉，依旧奶水很足，纯母乳喂养；产后2个月体力基本恢复；现在产后4个月，保持每个月自然减重2斤（基础体重略高），一人带俩娃，活力依旧。

范老师：赞！

//@火丁1314：很诡异，我本来有乳腺增生很多年了，但是经历了怀孕、生子、哺乳（哺乳15个月，奶水很足的那种），乳腺增生居然消失了！

范老师：一点都不诡异。乳房就是哺乳用的器官。生育和哺乳，特别是较长时间的哺乳，会减少患乳腺增生、乳腺肌瘤和乳腺癌的风险。

//@干瑶干摇：我认识的舞蹈老师们怀孕后几乎都会坚持跳舞上课，最后都是顺产，从入院到生几小时就OK。建议备孕前三年开始学习跳舞，芭蕾、拉丁舞、肚皮舞都不错。

范老师：跳舞是个很好的备孕运动，不仅对锻炼身体有好处，而且能减轻压力、愉悦心情，这对顺利的孕程也是非常重要的。

//@想飞的大笨熊忽忽：产后看了您写的坐月子的饮食建议，力排众议，一直比较控制饮食，没吃大鱼大肉狂补，纯母乳喂养，现宝宝3个月，身高体重都很好，我也由怀孕时的150斤减到117斤。营养知识很重要呀，感谢！我原来以为几年都瘦不下来！

范老师：恭喜您靠理性的饮食生活重获美好身材！

//@小捷小婕：我的整个孕期营养均衡，锻炼非常多，直到生产当天还逛街、做饭、做家务、踩椭圆机。踩完椭圆机宝宝就发动了，头胎，无麻顺产，从进产房到宝宝出生只有3个小时。宝宝5斤8两，我整个孕期增重9斤。这都是得益于饮食和锻炼啊。

范老师：体能好强的准妈妈，太赞了。多给大家分享经验。

//@你是悟空我是妖：很骄傲地说，怀孕到现在胖了18斤，自我感觉吃得很健康。孕期各项检查都很顺利，期待我们的马宝宝健康平安地到来！

范老师：很高兴你的孕程这么顺利，预祝你家小马宝宝健康顺利地出生！到时候别忘了和大家分享好消息哦！

//@林下不负：关注范老师的微博后学到了不少知识。怀孕后每天吃绿叶菜，没有刻意加餐，尤其是荤类，但感觉身体很轻松，没有出现便秘、长斑等症状，气色比之前还要好，去产检医生也说孩子发育得很好。感谢。

范老师：太好了。孕期只需把必要的蛋白质和其他营养素补足，无需太多油腻肉食，也不需要过多精白米面。

//@健康教育何超：在怀孕期间过度进补，导致营养过剩，体重增长过快，这会导致许多危险的并发症，如妊娠期高血压疾病、妊娠期糖尿病、巨大儿等。巨大儿导致肩难产，使产钳助产和剖宫产率增加，且容易出现宫缩乏力、产后出血及新生儿窒息等。

范老师：放任孕期体脂肪增加过多，实属害母害子的事情。

//@玄武笋：跑步这种有氧运动适合备孕的人吗？

范老师：怀孕会给女性的心肺功能带来挑战，它要供应两个人的血液和氧气。孕前有氧锻炼能跑能跳的妈妈，心肺功能强大，能更好地供应胚胎。跑步还能提高下肢力量，让准妈妈在身体增重二十多斤时仍然感觉轻松自如。孕前都走不动的人，能很好地负担两个人吗？

//@-_aH：坐月子时，月嫂做了两个月的杂粮饭和红豆汤，开始我还不明白是图什么。结果奶水多得吃不完，一斤也没胖！后来换了育婴阿姨，就没再吃杂粮饭，几个月就胖了十斤。后来又开始吃杂粮，就又瘦了，一天大便两次，一身轻松。

范老师：杂粮维生素B_1丰富，有利于乳汁质量；淀粉豆类高蛋白、高纤维、低脂肪、高钾，有利于瘦身。

//@饭饭胡萝卜：我怀孕的时候天天买菜、暴走，有时还跳郑多燕健身操，超出预产期的时候还身轻如燕，一点都没有感觉怀孕有什么影响。

范老师：真希望大部分备孕妈妈能早点加强健身，打好孕前的健康基础，到孕期能和您一样强悍健康。

//@宁毅博士：健康的孕妇保持原有的锻炼强度不会增加孕期和分娩的危险，这和我们的印象似乎相反，但确实有科学的调查结果。另外，在孕前期锻炼也可以减少许多孕期的并发症，包括妊娠糖尿病、妊娠高血压等，这方面我也发过一些文章。

范老师：雾霾并非天天有，健身却是长期的生活方式。支持备孕妈妈和准妈妈坚持健身！

//@温哥华王医生：ACOG（美国妇产科学会）建议准妈妈们每天最少运动半小时，有助改善心情，缓解腹胀、便秘、腰痛、失眠，甚至能预防妊娠糖尿病。最适合孕妇的运动包括散步、游泳、骑自行车及做有氧操（aerobics）。孕妇应避免骑马、潜水、冰球、足球等运动。

范老师：大家看看国外的新理念。

//@清水微凉着：从孕前就开始关注您，受益很多。孕期坚持营养均衡，不刻意"进补"，坚持快走深蹲举哑铃，偶尔偷偷懒。现在怀孕9个月，增重19斤，宝宝各项指标正常。同事都说我除了肚子大了，其他地方看不出来是孕妇，状态很好。谢谢您！

范老师：好棒啊！祝您和宝宝平安顺利，一生健康！

//@母乳喂养大本营：孕前最重要的准备是，自己有个健康的身体。

范老师：说得太对了。父母把身体搞好，是对后代最大的爱和负责。一片贫瘠的土地，很难孕育出丰茂茁壮的植物。自己一个人的身体都顾不过来，怎能承担好两个人的负担？

//@霏霏的点点滴滴：我有个邻居天天喝燕麦粥，结果孩子五个月时就没奶了。

范老师：每天三餐只喝燕麦粥，对母乳妈妈来说是不行的，营养不足而且不平衡。我这里只推荐晚餐喝八宝粥替代白米饭、白馒头，而且还是比较浓稠的那种，不限制数量，一直喝到饱。其他荤素菜肴都要照常吃。

//@小米粒和大米粒：范老师，孕前期喝酸奶好还是纯奶好？两种可同喝吗？

范老师：孕前期的女性喜欢酸味，准妈妈们都很喜欢酸奶，我非常推荐。孕早期食欲不缺乏、富含蛋白质的食物摄入不足时，可用喝酸奶的方法补充多种营养素。当然也可以酸奶牛奶一起喝。

//@花飞花落燕归来：范老师，孕前怎么快速纠正贫血呢？

范老师：如果是很轻的贫血，消化吸收也正常，多吃红色肉类、内脏和其他富含铁的食物，同时补充维生素C就行了。如果严重，要去医院治疗，服用药物来有效提升血红蛋白。别以为贫血不是病。

//@一只吃牛肉的猫：全母乳喂养，体重比没怀孕时重20斤，想减肥又怕影响宝宝吃母乳。

范老师：母乳妈妈减肥建议：1. 烹调少放油，煎炒改为蒸煮；2. 喝汤只喝无油清汤；3. 晚餐把白米白面换成杂粮豆粥（黄豆黑豆不算）。推荐优先用小米、燕麦、红豆、黑米等食材。这样不妨碍哺乳，但可以慢慢瘦身。

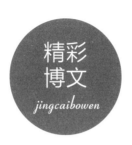

备孕，你做好身体准备了吗？

不久之前，各地政府都出台政策，许可夫妻双方有一方是独生子女的家庭生育二胎。五中全会更是提出，要全面放开生育二胎。政策一出，许多女人都"蠢蠢欲动"，燃起了想再次当妈妈的热情之火。

某女告诉我，她今年已经39岁，10年前生了一个女儿。现在孩子慢慢大了，懂事了，家务不再繁重，工作压力不大，老公事业有成，舒适而又平淡的生活当中，还真缺点激情。现在，她突然找到了生活的新亮点——再生个宝宝！

这个想法刚一出现，就令她激动不已。老公也表示支持，说你都是奔四的人了，再不生就来不及了，而且开玩笑地说，这次最好能要个儿子！她问我："你看我该不该再生一个？"

　　我说："再当妈妈是你的个人选择，合法生育当然没问题，不过你先要完成几个任务，才能考虑再次生育。"

　　当妈妈前还要完成任务？她惊讶地看着我。

　　我说："当初生第一个宝宝的时候，你还年轻，有活力。如今十多年过去，你的身体不再年轻，要能够负担成功孕育新生命的工作，它就必须回到年轻而健康的状态。当年生第一胎的时候，你觉得她是唯一的宝宝，肯定非常注意优生优育。难道因为是第二胎，就可以松一口气，生个身体孱弱、质量不佳的孩子？那样自己未来麻烦多多，对孩子也不太公平吧。"

　　无论是第一次还是第二次准备当妈妈，女性都该问自己几个问题。

　　如果你自己一个人上楼都觉得累，负担二十多斤的胎儿和胎盘会不会轻松？

　　如果你自己还有贫血、缺钙的问题，还有消化吸收功能低下的问题，处于营养不良状态，怎能保证未来胎儿的正常发育？

　　如果你自己的血糖、血压都不太正常，孕期会不会发生妊娠高血压和妊娠糖尿病？这会给孕期带来相当大的风险，也严重影响孩子的质量啊。

　　想一想，你的心脏功能是否强大？肾脏功能能否承受两个人排泄废物的负担？你的甲状腺功能是否正常？

　　想一想，你的心理状态怎么样？形象外观怎么样？思维能力怎么样？如果将来你去幼儿园接孩子时已经动作缓慢、身体臃肿、反应迟钝、不能接受新事物，其他孩子感觉你不像是孩子的妈妈，而像是孩子的奶奶，你的孩子情何以堪？

最后想一想，谁能帮你带孩子？当年生第一个孩子的时候，爸妈年龄不大，能帮你带孩子。现在爸妈、公婆、年龄已经七十岁左右，未必能再终日为你和新生宝宝操劳。你必须准备承担所有的育儿任务，一边教育要中考、高考的大孩子，一边照顾还在淘气好动的小孩子。这种操心劳累，年过四十的你承受得了吗？

这一番话说出来，着实给某女的兴奋状态泼了一盆冷水。她怔在那里片刻，才叹了一口气："唉，虽说挺受打击的，但理性想想，不能不承认你说的确实有道理。我现在腰粗腹圆，看着像个中年妇女了，去年查出脂肪肝，甘油三酯超标，血糖也接近了正常值的高限。人已经不那么轻盈有活力了，天天开车，爬四楼都喘，再生个孩子，确实有风险。就算是能顺利生育，坐完月子，体型还不定变成什么样呢。想想每天抱孩子、背孩子、陪孩子看病的麻烦，确实也够有挑战性的……"

这次倒是轮到我来鼓励她了。我说："奔四也不是生育的禁区，因为同样是四十岁，健康和不健康的夫妇，身体的生理年龄会差距十岁八岁之多呢！你看有些人仍然肌肉紧实、腰腹平坦、消化顺畅、精力充沛，甚至能够奔跑如飞。有这样的身体状态，生育和照顾宝宝也就不成问题了。建议你和老公以生育二胎为动力，赶紧去做个体检，树立逆转生理年龄的目标，然后切实改变自己的生活状态，按我以前说的营养平衡要求来调整饮食，再加强运动健身，勤奋努力一年时间，让自己实现逆生长。到那时候，生育能力大大加强，胎宝宝的质量一定不会差，孕程也会平安顺利，甚至还能争取自然分娩，全程母乳喂养呢。"

某女听了这话，兴奋劲儿又回来了："今天和你聊真是太有收获了。其实我一直羡慕你，奔五的人怎么还能小腹平坦，怎么还能参加跑步比赛，可是一直没有动力改变自己的饮食运动习惯。这次绝对有动力，我要拉着老公，每周运动五天，和他一起每天回家吃饭，做健康三餐。"

我问："你保证真能做到？"

她自信地回答："我先努力备孕一年，等状态调整好了再生。为了第二个宝宝，我一定要逆生长！"

• 准妈妈吃错，宝贝健康隐患多 •

若说谁吃东西时最辛苦，那一定要数准妈妈了，因为各种信息实在太多——这不能吃，那不能吃，不是性凉不能保胎，就是性热会产生热毒，要么就是可能引起宫缩流产等。这些说法让准妈妈们战战兢兢，无论吃什么天然食品之前，都要问一句话：孕妇能吃么？

奇怪的是，为何在几十年前，这些话大部分都没听说过呢？恐怕是因为在那个年代，食物极其匮乏，能吃饱就不容易了，哪里还容得挑三拣四。不过，即便是那般粗放的时代，几十年前却很少听说谁生不出孩子，或者怀孕后动不动就流产之类的事情。那时营养不良普遍存在，月经推迟的女性比比皆是，怀孕却根本不是什么难事。倒是生了三个孩子之后还不断怀孕，不会自然流产而只得求助于人工流产，令妈妈们深感烦恼。

再问问外国朋友，有很多孕妇的饮食禁忌吗？到现在为止，还没听说过什么新鲜天然食物绝对不能吃的事情。一位教授的女儿在美国怀孕，看中文网络上说不能吃燕麦，咨询妇产医院的洋医生，又咨询了注册营养师，人家众口一词地说，燕麦是有利健康的食物，孕妇正常吃没有问题。她妈妈纠结之中又问我，我说，如果平日对燕麦没有不良反应（燕麦含少量面筋，也是食物不耐受的可能原因，而且少数人吃后有腹胀），那么怀孕后早上吃碗牛奶燕麦粥也没有问题。她这才觉得安心了点。

相比而言，发达国家倒是更加重视孕期是否做到了饮食营养平衡，是否控制体脂肪、预防肥胖和孕期糖尿病，重视孕期营养对于新宝宝的中期和长期影响。在这方面呢，我国准备当父母的夫妇，以及未来的爷爷奶奶们，倒似乎是相当无所谓。但是，或许这才是母亲最重要的"胎教"之一。也就是说，母亲的饮食习惯、身体状态，在很大程度上影响着孩子的体质、智力发育，以及未来罹患各种疾病的风险，包括比如糖尿病、肿瘤、婴幼儿白血病、哮喘、过敏等等。这些重要的理念，想做父母的人不能没有啊！

有关孕期肥胖、新生儿肥胖、孕期血糖水平和宝宝健康之间的关系，恐怕大家已经多少有些了解了。控制母子双方体重增长，避免生巨大儿，避免妊娠糖尿病和妊娠高血压，是保障宝宝健康的重要措施。不过，近年来的研究发现，有关宝宝的白血病、哮喘和过敏，和妈妈怀孕期间的饮食质量也很有关系。

2005年的一项研究提示，母亲孕期蔬菜水果的摄入量与婴儿白血病之间可能存在关系，多吃蔬果则孩子患白血病的风险小。2010年刊载的一项研究中，美国伯克利加利福尼亚大学的研究者跟踪比较了138位孩子患有急性淋巴母细胞性白血病的妈妈，和138位孩子没有患癌症的妈妈，了解她们孕前12个月的饮食。研究人员发现，那些孩子患有白血病的妈妈，相比于孩子健康的妈妈，吃的蔬菜水果比较少，饮食营养质量比较低。而丹麦学者对一万多名儿童白血病患者进行了长期研究，发现孩子出生时体重太重，对于预防白血病不是什么好事情，因为新生儿出生时体重达到巨大儿水平的话（超过4000克），患急性淋巴细胞白血病的概率会增加26%。

总体而言，多项研究的一致结论是，加工肉制品和腌过的肉制品（包括各种香肠、火腿、肉肠、培根、腊肉等等）会增加危险，而富含类黄酮、叶酸和类胡萝卜素的新鲜蔬菜水果有利于减少宝宝患婴幼儿白血病的危险。

荷兰科学家在5年当中跟踪了1253名儿童和他们的母亲，从孕期开始进行饮食情况和生活环境的调查，也跟踪了解孩子出生后的饮食情况、生活环境和身体状况，直到孩子5岁。他们发现，饮食习惯和哮喘危险之间有关系。结果发现，在食物当中，苹果的效果似乎最为明显。与孕期很少吃苹果的准妈妈相比，孕期每周吃4个以上苹果的准妈妈，所生的孩子出现呼吸困难的几率要低将近四成，患上哮喘病的概率要低五成。专家们推测，苹果是每天所吃水果中量最大的一种，它富含类黄

酮与抗氧化物质，可能对胚胎发育起到好的作用。

也有一些研究发现，准妈妈多吃鱼、核桃和亚麻籽有助于降低孩子日后食物过敏危险，这类食物中富含的多不饱和脂肪酸对孩子的肠道发育可能有所帮助。法国研究者也指出，多不饱和脂肪酸有助于改善肠道免疫细胞对细菌及其他物质的反应，从而降低孩子发生食物过敏的危险。

德国科学家在两项研究当中，对共9088个新生儿和他们的母亲进行调查，结果发现，母亲孕期摄入含有大量植物奶油或植物性烹调油的食物（比如煎炸食品、饼干、含油甜点等），会增加宝宝患湿疹和过敏的几率，而摄入鱼类等富含Ω-3脂肪酸的食物，有利于减少宝宝患湿疹和过敏的几率。一项研究发现，妈妈多吃芹菜和柑橘类水果，会增加宝宝对食物过敏原发生敏感的机会；多吃煎炸油、生甜椒和柑橘类水果，会增加宝宝对呼吸道过敏原发生敏感的机会。另一项研究提示，孕妈妈多吃柑橘类水果会增加过敏的发生风险，而多摄入维生素D对减少5岁以下孩子湿疹和过敏的发生有帮助。当然，有关柑橘类水果和芹菜、甜椒等生蔬菜的作用，还需要干预研究来加以验证。

因此，提醒那些准备做妈妈的女性，为了生出一个健康的宝宝，在怀孕前一年就要为孩子的诞生做好身体上的准备，注意自己的饮食及生活方式，多做户外运动，多吃新鲜蔬菜水果，少吃油炸食品、各种高脂肪的甜点，少吃各种香肠、火腿、灌肠、腌肉等等。吃天然食物的时候，只要不吃过量，不必那么战战兢兢；而吃各种高度加工食品和高油脂食品的时候，倒是应当比怀孕前更加小心。虽然孕妈妈需要足够的营养，也不能让自己和宝宝长得太胖，造成母子双方的无穷麻烦。

为了宝宝和妈妈自己的健康，最好及早改变错误的饮食习惯，注意膳食营养的均衡。新爸妈养成好的生活习惯之后，还能把这种习惯传给宝宝，让他或她终生受益——没有什么比这更值得努力的事情了！

第四章

善待身体，防衰防病

①

你是慢性病的候选人吗

卫计委公布我国慢性病的疾病负担报告 | 我国确诊慢性病患者已超 2.6 亿人，包括 2 亿多高血压病患者、1.2 亿肥胖者、9700 万糖尿病患者和 3300 万高胆固醇血症患者。慢性病死亡人数占我国居民总死亡人数的85%，慢性病负担在疾病负担中所占比例达到了70%。肚子凸出的人们，如果还不改变自己的饮食和生活习惯，慢性病爆发将成为国家一大灾难。

腹部肥胖就是病 | 傍晚去小区门口买菜，1分钟内路上走过来的20个人当中，18个腹部凸起，体脂肪明显过量。美国医学会确认肥胖是一种疾病，其实肥胖是否是慢性病的争议已经有20多年历史了。没准有一天会这样说：身体组织的脂肪化，是一种最常见的慢性病。至于脂肪肝、高脂血症、胰岛素抵抗之类，只是这种病的表现。

体重不超标，未必真健康 | 新闻中说，北京成人肥胖率高达21%，

脂肪肝患者300万人。但还有很多年轻男士嫌自己瘦，把自己上臂皮下脂肪达不到0.5厘米当成瘦的证据。因为他们认为的正常状态已经是脂肪过多了。

体脂率比体重更重要 | 除了BMI，还要关心下体脂肪含量到底是多少，分布如何。即便BMI没有到25，如果腰腹肥胖、四肢细弱，也是发生糖尿病和心血管病的高危人群。

内脏脂肪最可怕 | 您的肥肉是松是紧，在臀部四肢还是集中于腰腹部？即便看起来同样胖瘦，年龄越大，体脂肪含量越高。脂肪在年轻时多集中于皮下，而中年后更多集中在内部。随着年龄增长，骨髓和内脏的脂肪都会增加。四肢软弱、腰腹松胖，意味着内脏脂肪过高，表明身体衰老，容易发生高血糖、高血脂等情况。

苹果体型，小心脂肪肝 | 大约从十多年前开始，脂肪肝成了中年男人的常见状态。这种病最显著的特点，就是在去医院检查之前，就能预测个八九不离十——大多数单纯性脂肪肝患者都是苹果体型，就是腰腹部异常膨大，基本上找不到腰在哪里。

不要轻视脂肪肝 | 据北京市卫生局2012年7月发布的消息，成年居民肥胖率21.1%，按1500万常住成年人口计算，北京有逾300万人患脂肪肝。很多人已经不把脂肪肝当成病了。甚至连很多医生都觉得脂肪肝算不上是什么病，反正在发展到重度之前，并没什么明显的不舒服。但是实际上，这是错误的认知！

脂肪肝患者易患糖尿病 | 从外表来看，腹部凸出者多数患有脂肪肝，而脂肪肝患者将来患糖尿病的风险非常大。但只要调整饮食、增加

运动，绝大多数轻度和中度脂肪肝患者都能逆转，也同时大大降低未来患上糖尿病和心脑血管疾病的风险。

管住嘴，脂肪肝能逆转 | 如果工作是以坐着为主，自己又没有足够的运动量，那就一定要把饮食控制好。不仅要烹调少油，不吃甜食，不喝酒，还要减少精白细软食物，通过粗粮、豆类、薯类、蔬菜来有效增加膳食纤维。因为脂肪肝患者几乎都是体脂肪超标状态，所以必须减肥。减少腰腹脂肪之后，肝脏的脂肪沉积自然也会减少，发生糖尿病心脏病的危险也同时下降。

乡镇居民糖尿病发病率呈现爆发态势 | 基因不会在几十年前改变，可是中国居民2型糖尿病的发病率却在最近30年中扶摇直上，从老百姓觉得和自己压根没关系，到郊区农民当中糖尿病爆发流行。最近一个做村官的学生给我看了所在小镇居民的体检数据，55岁以上居民当中，没有"三高"问题的连三分之一都不到，血糖不合格的人有一半多！

农家更要小心慢性病 | 某位朋友聊天时说到自己的家乡，一个小村子，一年就有6位50多岁的乡亲因心脑血管病发作而突然病逝。乡民平日不体检，感觉不适就医时，往往发现甘油三酯水平已经好几十，血糖值也高到几十上百……富裕起来的农民，享受着白米饭、白馒头、白面条加上红烧肉的幸福生活，完全没意识到危险来临……

胖孩子可能从小患上"三高" | 那些热衷于把自己的孩子养成小胖子的父母和祖父母们，真该警惕了。北京市18岁以下"三高"儿童少年已突破20万，真不希望这类数字在各地继续上升。孩子年幼不懂事，难道大人也不懂？肥胖会残害孩子的身心健康，负责任的父母要替他们的

未来想想，让孩子从小养成好的饮食习惯。

饮食节制，免于疾病 | 有时候人会因祸得福。比如，我见过很多男人因为胃不太好的缘故，幸运地远离了脂肪肝、糖尿病、心脏病和痛风。因为他们一吃某些食物，胃就不舒服，海鲜不敢多吃，酒不敢多喝，吃多了不消化就必须饭后散散步。这种有节制的生活方式，反而让自己能够保持健康。

不吃早餐+丰盛消夜会引来大病 | 2012年，一项对29206名美国男性进行的调查表明，不吃早饭会使将来罹患糖尿病的危险明显增加。即便幸运地没有因此增肥，患糖尿病的比例也会上升21%。另一项研究发现，不吃早饭会让男性患上心血管病的风险上升27%，而夜里大吃大喝会让患心血管病的风险上升55%!

为了健康，远离甜饮料 | 甜饮料可口美味，很多人都很喜欢，但是却会害孩子虚胖、缺钙、缺维生素，害成人易患肥胖、糖尿病、心脑血管病，害女性增加子宫内膜癌风险，害男人容易得肾结石和痛风。因此，还是要远离甜饮料，这样才会让自己更加健康!

素食不能避免"三高" | 有不少朋友问，为什么我不吃鱼、不吃肉、还会高甘油三酯、高血胆固醇、高血压? 素食而"三高"的人比比皆是。素食不等于健康，油多，糖多，白米白面多，运动不足，杂粮豆薯不足，新鲜绿叶菜不足，一样会导致高甘油三酯和低密度脂蛋白胆固醇超标等问题。如果日常吃盐多，高血压、中风等问题也不能仅仅通过素食来避免。

小心那些精白淀粉加油脂的小吃 | 各地都有不少大量油脂+大量精

白淀粉的传统小吃。比如蒸饭包油条、糯米烧卖、咸肉粽子等，从升高血糖血脂、促进糖尿病和冠心病的角度来说，均属于"黄金组合"。贫困时代，人们身体消瘦，每天流汗干活，偶尔食之并无妨碍。如今体脂过多，运动太少，还经常享用这种食物，就很危险了。

不用刻意"贴秋膘" ｜ 其实，说牛马"膘肥体壮"是指肌肉充实、活力十足，绝不是指虚胖。瘦弱者、消化不良者可以趁秋凉多吃点，同时改善一下消化功能；已经患高脂血症、脂肪肝的人，就不用刻意再增加食量了，倒是可以趁机多锻炼健身，让肉紧实一点。膘不用肥，体却要壮。

健康饮食作息治疗脂肪肝 ｜ 只需戒烟、戒酒、戒甜食，多吃低脂高纤食物，减少精白细软食物，增加维生素、矿物质和抗氧化成分，同时增加运动。这是解决单纯性脂肪肝的不二法门，也是预防各种慢性病的必经之路。

力量差的女性易患糖尿病 ｜ 男人是不是总觉得女人柔弱无力的状态才足够可爱？其实力量是女性健康的重要指标。年轻女性力量太弱，未来患糖尿病风险增大；中老年女性力量过低，她们的空腹血糖水平和餐后血糖控制能力容易下降。握力很小，走路快不起来，瓶盖拧不开……都是力量不足的表现。

不吃早餐的人更易患糖尿病 ｜ 不吃早饭会造成胰岛素抵抗，血糖控制能力下降——这个研究部分解释了流行病学研究中不吃早餐患糖尿病风险升高的结果。不过，胰岛素抵抗又是怎么产生的？为什么曾经经常饥饿的人，以及经常发生低血糖的人，后来反而更容易患上糖尿病，值得进一步研究。

中青年人也可能餐后血糖失控 | 在我国，一方面大批糖尿病前期者完全不知道自己的风险，一方面已患病者控制效果很差。除了做风险评分，查餐后血糖就能发现大批葡萄糖耐量下降的中青年人。最好的方案，就是改变日常饮食和运动习惯，在未达临床诊断疾病之前，逆转血糖控制能力。从这个角度来说，我们完全可以"逆生长"。

饥饿减肥可能削弱血糖控制能力 | 正常情况，人体重最高的年龄是50～60岁。年轻时身体肥胖，意味着提前衰老，对寿命也是极为不利的。然而，人到老年之后，身体过瘦、肌肉不足，却会缩短寿命。饥饿减肥损失肌肉，会让人的血糖控制能力下降，对中老年人更是殊不可取。

低血糖者也可能有糖尿病风险 | 低血糖和高血糖本质上一样，都是血糖水平控制障碍，都需要长期维持血糖稳定，所以要吃餐后低血糖反应的慢消化食物。如果身体不算瘦，吃得也不少，却经常低血糖，一定要好好检查一下，排除糖尿病的可能性。很多胰岛素抵抗的人会出现饥饿时低血糖的情况。

熬夜增加糖尿病危险 | 有研究发现，作息不规律和因工作需要经常倒班的人，患糖尿病的风险明显升高。研究者认为生物节律紊乱可能容易发生胰岛素抵抗。确实，在测血糖的时候很容易发现这种情况，头天熬夜之后，第二天血糖反应不正常。偶尔也就罢了，经常熬夜或黑白颠倒，有可能会增加血糖紊乱的风险。

大量饮酒是患"三高"的诱因 | 糖尿病、高血压病、冠心病、痛

风、胆囊炎、胃病等各种疾病患者大量饮酒后都可能引起严重发作或生命危险。有糖尿病患者因大量饮酒导致低血糖昏迷，因不知是糖尿病未得到及时治疗而死去，更有很多人因为喝酒而突然发作中风、痛风、胰腺炎等，把欢乐的节日变成了一场悲剧。

②

控制血糖的饮食注意

控制血糖，让你青春常驻 | 我们可以逆转年龄吗？出生年龄不能，但生理年龄可以。合理的饮食和适度的健身，能让人直到退休后都保持正常的体形和良好的活力。其中特别需要关注的是身体的血糖控制能力，研究发现长寿者血糖控制能力一直较强。

糖尿病，预防控制最重要 | 据调查，1978年我国糖尿病患病率0.6%，现已超过9%，升高了十几倍。如此短期内，遗传基因不可能发生变化，可见糖尿病的根本原因是不健康的饮食生活习惯。的确，各人对糖尿病的遗传易感性不同，但人人都可以通过后天的饮食运动控制来加以预防，不要把责任都推到糖尿病家族史上。

控制糖尿病离不开膳食调整 | 膳食干预不妨碍去医院进行正规治疗，我从未说过停下治疗，只用饮食解决，但是病人需要自觉选用营养均衡而血糖反应又低的饮食。如果没有饮食配合，治疗更不容易获得好

的长期成效。糖尿病控制是五驾马车，各方面都很重要，绝不能指望一种神奇药物或食疗秘方解决所有问题。

血糖管理要全面考虑｜血糖管理一定不能只考虑碳水化合物，甚至不能只考虑血糖指数和血糖负荷，而是要把蛋白质和所有微量营养素都供应充足。要想让糖尿病前期者和糖尿病人的代谢趋于正常，体质得到改善，需要多种营养素和保健成分的支撑。同时必须达到足够的饱腹感。

糖尿病患者易发生低血糖｜昨天我的学生们给学校老师测餐后血糖。一位老师餐后血糖高达13，却完全不认为自己有血糖问题。忠告他要少吃白米饭、白馒头和高脂肪食品，但这位老师不以为然，说不吃大碗白米饭加红烧肉，工作时会感觉头昏没力气。其实体力低下、饥饿时容易发生低血糖，都是糖尿病的表现啊……真为这些健商低的人们着急！

有利于预防高血糖的饮食，也有利于预防低血糖｜低血糖患者和高血糖患者的饮食基本原则其实惊人的一致，都要延缓餐后的血糖反应，都要少吃白米白面，部分用杂粮、豆薯替代，都要保障蛋白质食物和绿叶菜的供应，都要增加运动、强化肌肉。只是根据身体胖瘦不同、消化能力不同，一日能量值和具体食材的推荐有所不同罢了。

有利于稳定血糖的零食组合｜水果干+坚果的组合，或水果+牛奶/酸奶的组合，作为加餐食物，可较长时间维持血糖稳定。我们难道想让血糖升到很高吗？只需要从低血糖区域升到正常范围就安全了，比如从2.6升到3.6，并不需要大量糖。升血糖升得高、升得快的食物，非常不利于低血糖患者。

管理饮食不等于吃得少｜不能只用少吃来控制血糖，而要减少血糖波动，更要保证维生素、矿物质和抗氧化物质的摄入，预防各种并发症，提高生命质量。只有身体整体好了，血糖管理才能真的成功。最近见到两个糖尿病患者，长期营养不合理，要么少吃主食常常饥饿，要么大碗吃黄豆，年轻轻就有了并发症，非常让人心疼。

控血糖关键是控制食物消化吸收速度｜预防和控制糖尿病，并不意味着大幅度减少碳水化合物，而是控制消化吸收速度，让血糖保持在合理范围，对胰岛素需求小些，也不排到尿里浪费掉。糖尿病患者也需要来自于碳水化合物的能量。产生大量酮体不妥，用蛋白质供能也不妥。同时，应大幅度提高食物的营养素密度。

控制餐后血糖的五大关键点｜首先是控制碳水化合物的总量；其次是寻求慢消化的淀粉类食物；第三是用其他食材来延缓消化速度；第四是注意进食顺序，先吃菜后吃饭；第五就是积极健身，减脂增肌，提高胰岛素的敏感性。血糖控制好，减肥也容易！

食物的升血糖速度与甜味无关｜食物的味道甜不甜，与升血糖快不快，没有直接关系。白面包、白馒头不甜，但是升血糖速度比白糖只快不慢。苹果和酸奶是甜的，但是升血糖速度比白米饭、白馒头慢得多。所以选择食物，不能只看食物的甜度。

别迷信无糖食品｜按我国测定结果，蔗糖的血糖指数是84，葡萄糖100，麦芽糖105。相比之下，白馒头的血糖指数是88，白米饭的血糖指数是83，而甜味的苹果的血糖指数只有36，香蕉的血糖指数是54，杏干的血糖指数是31，葡萄干的血糖指数是64，加糖的酸奶的血糖指数是48（来源：中国食物成分表）。不甜、无糖，绝不意味着升血糖速度不快！所以别迷信什么无糖食品！

顿顿白米饭不利预防糖尿病 ｜ 昨天问在我校读博士的孟加拉国朋友：贵国的主要疾病是什么？答：第一位糖尿病，第二位心脑血管病。再问：为什么糖尿病那么多？答：我们每天三餐都吃大量白米饭，同时体力活动不足。多吃精白粮食，是中国、印度和很多发展中国家糖尿病高发的共同风险因素。

精白米吃得多，糖尿病风险大 ｜ 一项在117366名中老年人（无糖尿病、心脑血管疾病、癌症病史）当中进行的跟踪研究证明，精白米和精白面粉摄入量最高的25%被调查者，与摄入量最少的25%被调查者相比，患上冠心病的机会增加80%之多。此前有研究证明，吃白米饭最多的人，和吃白米饭最少的人相比，糖尿病危险增加78%。

精白米营养价值低 ｜ 白米饭并不是国人几千年来的主食！古代中国北方人以小米饭为主食，南方人吃糙米。吃精白大米的历史不过100多年，而且直至30年前都是"92米"，不是现在的精白米（"75米"甚至更低）。外层维生素、矿物质被碾磨除去后，白米的营养价值非常低。国内外流行病学研究证实，顿顿白米饭的生活的确会促进糖尿病发生！

白面食品也会促进糖尿病 ｜ 美国人米饭吃得少，但白面包、汉堡包、三明治、披萨面饼、甜饮料、甜点等，也都是促进糖尿病发生的食物因素。精白的粮食，无论白米白面，和白糖一样，都促进糖尿病的发生。

稀饭馒头不是健康吃法 ｜ 一碗稀饭，配一个白馒头，再加一碗小土豆红烧肉，多好的增肥餐啊！要减肥，要控制血糖和血脂，就不能这么吃。馒头和饼等面食都是精白面粉做的。馒头的血糖指数比白糖还高，吃馒头配粥无法减肥，也无法控制血糖。

杂粮粥加糖是悲剧

喝杂粮粥加糖，是因为从小没养成吃杂粮的习惯，以为除白米白面都不是主食而是甜食。喝粥加糖和喝甜饮料没多大区别！让一小碗粥甜，通常要加15～20克白糖。每天喝3碗粥要吃多少糖？粥中加糖会降低营养素密度，增加能量，提高餐后血糖反应，那么吃杂粮的好处将被毁掉。如果再因此而减少吃菜，那简直是悲剧！

尽量吃天然状态的淀粉食物

近年来医学界对碳水化合物严重贬低，实际上是因为大部分人所吃的碳水化合物是精白谷物加油糖的不健康组合。天然状态的全谷、杂豆、薯类含有很多植物化学物，带来的饱腹感强，容易控制血糖反应，有利于预防糖尿病和心脑血管疾病。

吃杂粮防控"三高"

面粉中的B族维生素、矿物质和蛋白质含量都胜过白米。以发酵面食品为主食，和吃米饭相比，相对不易发生营养缺乏。但面食中经常放油放盐，也是不健康的，白馒头、白面包和白米饭均能快速升血糖。为了预防肥胖、糖尿病和心脑血管病，消化正常的成年人每天有一半主食应当来自白米白面之外的全谷、杂豆和薯类。

"粗粮"未必都能帮助控血糖

玉米糊糊、小米粥、大黄米饭、糯玉米、膨化谷物脆片、速冲的燕麦片……它们的血糖指数都很高。一定要耐嚼的杂粮，才有延缓消化速度的效果。相比之下，只有芸豆、红小豆之类的淀粉豆类，以及燕麦、荞麦和莲子等，即便煮软仍然血糖指数较低。

糯玉米不如甜玉米升糖慢｜糯玉米虽然没有糖，但是含大量的支链淀粉，黏性的支链淀粉血糖指数较高。甜玉米粒虽然含糖，有甜味，但淀粉含量很低，总碳水化合物含量低，而且膳食纤维含量高，总体血糖负荷低。糖尿病人吃某种食物之后，血糖是否快速升高，和味道甜不甜没有直接关系。白馒头不甜，但餐后血糖上升速度能超过绵白糖。

糯玉米不是糖尿病人的理想主食选择｜日常市售的黏玉米或糯玉米虽然好消化，但血糖指数却比传统玉米品种更高。莜麦面、荞麦面、燕麦、荞麦、各种杂豆作为主食，都比用玉米做主食更有利于控制血糖，营养价值也要高得多。

莜麦面是糖尿病人的好伙伴｜有人问，莜麦面算不算白面，糖尿病人可不可以拿莜麦面当主食？莜麦面不是白面，它是莜麦（裸燕麦）的种子磨成的面粉，是很好的杂粮，营养价值和燕麦片接近，带来的餐后血糖反应非常低，吃了以后很久不觉得饿，很适合糖尿病人做主食食用。比如：蒸莜面卷、莜面鱼鱼、莜面面条、凉拌莜面等，都很好。

燕麦粒更能控血糖｜完整的燕麦粒很难煮烂，正因如此，人们常常把它压扁，制成燕麦片，就好煮多了。不过燕麦粒的保健作用更好，只需把它加水浸泡，提前在冰箱里放一夜，再和其他杂粮一起放在压力锅里煮，就好熟了，而且煮出来很黏、很好喝。燕麦粥的黏度越大，燕麦延缓血糖、血脂上升的保健效果就越强。

分清燕麦和麦片｜那种味道香香甜甜、呈碎粉状、一冲就化开的所谓"麦片"，以糖粉、糊精或米粉为主，和纯燕麦片的营养价值有天壤之别，即便无糖也不能买。要获得燕麦控制血糖的好处，最好用整燕麦粒。购买燕麦片时要注意看配料表中是否除了"燕麦"两个字，什么多余的成分都没有，而且最好选用需要煮一下的燕麦片，而不是速冲型。

糖尿病人该怎么喝粥 | 很多人听医生说糖尿病人不能喝粥，没错，糖尿病人一定要远离白米粥！我们测定过，白米粥升血糖的速度比白糖只快不慢。但这不意味着什么粥都不能喝。事实上，一半杂豆、一半杂粮、基本上不加白米的杂粮豆粥，糖尿病人可以喝，血糖反应比较低。

杂粮豆粥无需太软烂 | "三高"患者的杂粮豆粥，需要增加一点咀嚼口感，才有更低的血糖反应和更高的饱腹感。豆子可以泡得时间短一些，杂粮可以不浸泡，在可以接受的范围当中，让粥的质地不过于软烂。浸泡杂粮的水也不要扔掉，因为其中含有泡出来的维生素、钾和多种抗氧化物质。

薯类升糖速度不比大米白面快 | 按同样淀粉量来比较，薯类（土豆、山药、芋头、甘薯）升高餐后血糖的速度远不及白面包、白馒头、白米饭。其实土豆、甘薯等含淀粉仅有不到20%，而大米和面粉含淀粉75%以上，为什么人们敢吃白米白面而不敢吃薯类？是误解。

多吃杂粮，但总淀粉量不能增加 | 吃杂粮豆薯替代白米白面是以不增加总淀粉量为前提的。同样100克，莜麦（376千卡）、小米（361千卡）、高粱（360千卡）的热量不低于白米（345千卡）。各种粮食的淀粉含量相当接近，均在70%~80%之间。如有糖尿病或肥胖，杂粮也是需要限量的。只不过它耐咀嚼，如不加油脂，吃过量的风险小一些。碳水化合物总量要保持合理。

主食加油脂不利于控制血糖 | 有人问，在主食里多加点脂肪，比如

面包涂黄油，消化慢了，就能延缓餐后的血糖上升速度？真相是：淀粉食物与大量脂肪配合吃，当时的确能延缓血糖上升，但下一餐会降低胰岛素敏感性，得不偿失。同时，增加脂肪就会增加热量，促进肥胖，长期而言对糖尿病人有害无益。

小心脂肪、糖和淀粉的"美味组合" | 大量油脂和淀粉/糖混合制成的加工食品，对健康真的是很不利。大量糖/精白淀粉升高甘油三酯，大量油脂则降低胰岛素敏感性，容易造成血糖失控。然而，我说过，这个组合也是美味无敌食物配方的秘诀。饼干、曲奇、蛋挞、蛋糕、薯片、油酥饼等，都是这种组合。我一般不会碰这种类型的食物。

豆浆煮饭适合糖尿病人 | 豆浆可以替代水用于煮饭，煮出来的饭有豆香气，既能提高米饭的营养质量，又有利于降低人体的消化速度和血糖反应，非常适合"三高"患者，特别是糖尿病人。

牛奶有利于预防糖尿病 | 牛奶的血糖反应非常低，糖尿病人喝半斤牛奶有益无害。最新国内外研究均表明，牛奶对糖尿病预防有益。

糖尿病人可以喝酸奶 | 酸奶比牛奶的健康作用更肯定，对控制血压、预防中风和预防糖尿病都有益处，补充B族维生素和钙的效果也不逊色于牛奶。动脉硬化、高血压病的患者都适合喝酸奶。即便加糖酸奶，餐后血糖上升速度也比白馒头慢，糖尿病人可以喝。当然，选择碳水化合物含量低的品种（低于10%）或无糖酸奶，则更为理想。

半夜饥饿，可以喝杯牛奶豆浆 | 如果人不胖而血糖较高，需要适当健身增肌，食物结构要改变，饼干面包都戒掉。睡前/餐前1小时喝杯牛奶/酸奶/豆浆，能预防饥饿和低血糖。增加蛋白质比例不仅有利于补充

营养，对控制血糖也有帮助。

苹果的血糖指数比米饭低 | 糖尿病人常认为，水果有甜味，不能吃。主要理由是怕糖引起血糖快速升高。然而多数水果的血糖指数大大低于白馒头、白面包、白米饭。如苹果的血糖指数仅有36，而米饭是83，馒头是88（《中国食物成分表》第一册，309页数据）。不过，吃了200克苹果，别忘记相应少吃1/4碗米饭。

糖尿病人可以少量吃水果 | 甜味和快速升高血糖之间并不是绝对相关。除了有研究提示草莓有利控血糖，还有橙子、柚子、苹果、桃子、蓝莓、桑葚等适合糖尿病人吃。每次吃100克左右（半个苹果的量），不要一次太多。最好在用餐时或两餐之间吃水果，同时要少吃几口饭，使一天的碳水化合物总量不变。这样反而会减少血糖波动。

樱桃番茄是升糖慢的好水果 | 樱桃番茄比大番茄的糖含量略高（约6%，仍低于多数水果），但它含有更多的膳食纤维和维生素C。它比绝大多数水果的含糖量低，血糖指数也比主食低得多。糖尿病人很适合用一把樱桃番茄作为水果，在两餐之间食用。既不用担心血糖上升过多，又有利于预防高血压和骨质疏松。

多放醋调味有利于控血糖 | 醋不仅提升味道，有利消化吸收，对控制血糖也有多方面的作用，包括延缓葡萄糖的吸收速度、促进肝糖原的合成、提升肌肉对葡萄糖的摄取速度等。餐后血糖若能控制好，对远离肥胖困扰也很有帮助。注意用醋要在开始吃饭的时候，或配合主食来吃。饭后再吃对血糖控制意义不大。

"破壁机"不适合控血糖 | 最近很多名人热捧能够"破坏细胞壁"

的高档打浆机，但除了严重消化系统疾病和放化疗患者，消化正常的人不必经常用它。食物打得特别细，消化酶更易作用，食物的确更易消化，但未必是好事。消化快，则血糖反应就高，对"三高"患者反而不利。

糊状食物的血糖指数高 | 对多数粮食类食物（燕麦和大麦除外）来说，通常糊状食品比固体食品血糖指数高，颗粒越碎、煮得越黏软，血糖指数就越高。玉米糊糊、加碱的小米粥等都不是糖尿病患者适合常吃的食物。

粥里加碱，血糖升高更快 | 煮粥加碱比较容易煮烂，有特殊的碱香味，在过去时代有其合理性，现在则不提倡。加碱烹调严重破坏维生素 B_1 和 B_2，提高粥的血糖指数，还增加食物的钠含量，不利于预防高血压病和中风。"三高"患者吃杂粮本来就是为了获得纤维和抗性淀粉，把粥煮到稀烂黏稠，还有多少健康意义呢？

直接吃水果比喝果汁更健康 | 吃甜味水果不会增加糖尿病危险，喝果汁却可能增加这种危险。所以，无论榨果汁的吃法显得多么时尚，还是直接啃水果，用牙齿直接"榨汁"更为健康。曾有研究者专门研究了同样的营养成分，分别以固体和液体的形式摄入，结果血糖反应和饱腹感均有差异，固体水果稳定血糖的效果远远好于液体果汁。

果糖不是可以随使用的调味糖 | 目前市售果糖产品越来越多。果糖虽然比葡萄糖和蔗糖升高血糖速度慢，却不是可以解决嗜好甜味问题的好方案，只能少量使用。目前营养学和医学研究证据表明，果糖摄入过多可能增加患肥胖、脂肪肝、痛风等多种疾病的危险，促进衰老。

细嚼慢咽控血糖 | 需要控制血糖的朋友们，试试在吃主食的时候，不要急着大口吃饭，更不要连着几口都吃饭。吃两三口菜，其中最好包括少油的鱼肉、豆制品各1份，耐嚼的蔬菜3份（如绿叶菜、豆角等），再吃一口饭。让碳水化合物进入小肠的速度减慢，单位时间分解出的葡萄糖减少，对于延缓餐后的血糖上升有好处。

先菜后饭控血糖 | 蔬菜和米饭，先吃哪个才对呢？如果你的血糖有问题，那就先吃蔬菜。日本的研究表明，先吃一碗菜之后再吃米饭，血糖的峰值就能下降，餐后血糖会平稳不少。这无论对胰岛素敏感度低的人，还是容易低血糖的人都有好处。先吃菜的另一个可能的好处是餐后精神好一些，因为胰岛素水平高可能引起困倦感。

糖尿病人可以吃钙片 | 钙与胰岛素分泌有关，钙缺乏不利于血糖控制。糖尿病人常有酮症风险，又多尿，钙排出量会高于正常人，易发骨质疏松。我国人民膳食钙摄入往往不足，糖尿病患者适当补钙是有益无害的。即便钙片有甜味，一粒钙片里那点糖基本上可以忽略。

③

远离心脑血管病的饮食要点

国人高发高血压｜按照2015年国家卫计委发布的数据，中国男女平均身高分别只有167.1厘米和155.8厘米，但体重指数却已经双双接近超重水平。每4个成人中就有1个高血压，10个成人中就有1个糖尿病，但钙、维生素A、维生素D、多种B族维生素普遍摄入不足，17%的孕妇贫血。

北京高血压患者多｜北京市卫生局2009年的健康白皮书中说：北京市18～79岁常住居民的高血压患病率为30.3%，女性的患病率为24.6%，男性的患病率为35.9%。50岁以上的患病率超过50%。我爷爷有高血压，奶奶有心脏病，父亲因心脏病早早去世，母亲有糖尿病还有过高血压。但我相信，只要自己努力，就能远离这些疾病。

多吃盐危害大｜多吃盐（高钠饮食）的危害很多。高盐饮食会升高血压、伤害心血管，这是尽人皆知的常识，此外还会增加胃癌风险，增加肾脏负担，促进水肿，增加尿钙排出而加剧缺钙情况，加剧女性经前期的不适，不利于皮肤保持细腻滋润状态，使咽喉口腔常有黏液而不舒服等等。少吃盐是养生和美容的重要原则。

为什么以前的人吃盐多，患高血压的却相对少 │ 将过去和现在的情况来进行对比，首先要看综合因素。1. 过去的人以体力劳动为主，工作出汗多，夏天没空调，盐容易排出去。2. 过去是大碗粮食少量菜肴；现在是淡味主食少，咸味菜肴多，盐量当然增加。3. 过去很少吃加工食品，而多数加工食品即便吃起来不咸，也含不少的钠。4. 过去吃瓜菜杂粮多，钾镁元素供应足。

咸汤有害 │ 少喝咸汤，少吃咸味主食，是防控高血压的重要措施。很多人只知道咸菜不能吃，却忘记从汤里可以轻松喝进去好几克盐；咸味的饼、花卷、面条等花色主食也含有不少盐；再加上甜饮料、苏打饼干、面包这些"不咸"食品中的钠……不杜绝这些钠的来源，饮食控盐怎能成功？

饭后喝汤，盐分易超标 │ 在餐馆中吃完饭菜，通常会喝碗汤。大概200毫升（一次性纸杯1杯，或盛饭的小碗1碗）的汤，按厨师的惯常做法，添加1.0%的盐和0.35%的味精，一碗汤中所含的钠就相当于2.7克盐！如此，每天5克盐的要求永远不可能实现，一天18克盐倒是很容易实现。也难怪北京成年人高血压发病率高达30%了。

少喝咸汤和咸粥 │ 每天讲究喝汤滋补的人，要注意汤越淡越好，盐量控制在0.3%以下。喝粥养生时也要注意尽量少喝咸粥（皮蛋瘦肉粥、生滚鱼片粥都是咸粥，含盐和味精）。否则养生效果未必达到，增加高血压风险反而伤身体。

多种调味品和添加剂都含钠 | 据我们在居民中的小规模调查，三分之一的人不知其他咸味调味品中也含盐，更不知道很多食品添加剂都含钠。说控盐5克，很多人以为仅指盐的量，遂用蚝油、酱豆腐和鸡精等增加咸味，结果可想而知。常用的嫩肉粉、泡打粉都含碳酸氢钠，居民完全不知道这和控钠有关。

高血压患者要选择低钠盐 | 患高血压病、冠心病、高尿酸血症的人，建议买低钠盐，钠含量降低30%，增加了钾的摄入量。其他概念盐比如海盐、竹盐之类都可以买，会多一点钾和微量元素，但其中92%以上，甚至98%以上还是氯化钠，所以一样是要限量5克的。

要大力宣传控盐 | 在我国，大多数人每天吃盐控制到8克都很难，遑论5克的目标。有人还在反潮流，说吃盐太少身体不好，吃盐太少会让身体没力气、发凉、胃肠功能低下等等。张悟本之流也曾用"吃盐和高血压无关"之类来耸人听闻。赚取眼球固然自己快活，害了那些需要控盐的人，罪莫大焉！

超重的高血压病患者要减肥 | 患高血压病的人，饮食应当清淡少盐，少吃红肉，多吃蔬菜水果，烹调少放油，不喝甜饮料和苏打水，把白米白面换成杂粮薯类。如果体重超标，就一定要减肥。这些基本措施做不到，仅仅靠偏方，是很难长期控制血压的。

患高血压病、高脂血症的人该吃什么 | 由蔬菜、豆类、薯类、鱼类、酸奶和五谷杂粮组成的少油少盐膳食，能提供相当丰富的膳食纤维，大量的钾、钙和镁元素，充足的叶酸，丰富的抗氧化物质，对于高

血压病和高血脂患者是最为有益的。

遗传不能改，习惯可以改｜昨天去机场时，司机告诉我，兄弟5人中有4个高血压，只有他一人幸免。他家里饮食比较清淡，放盐少，放油少，不吃荤油，吃肉有节制，经常吃鱼，爱吃青菜。高血压的老父亲去他家里住了几个月，血压就下来了，药物都暂停了。可见，遗传虽然重要，正确的生活方式和饮食方式更重要。

高钾饮食方案｜医生常常嘱咐高血压病患者少吃盐，多吃钾，其实多吃钾非常简单。把一半白米白面换成杂豆、杂粮和薯类，再多吃点蔬菜水果，就可以了。按同样淀粉量计算，小米的钾含量约是精白大米的5倍，土豆的钾含量是白米的23倍，红小豆的钾含量是白米的17倍。吃杂粮薯类对预防"三高"的好处，可不仅仅是增加一点纤维！

杂粮主食营养多｜煮米饭时可以加小米、大黄米、紫米、黑米、红米、燕麦片、高粱米、玉米、荞麦、红小豆、绿豆、豇豆、芸豆等。还可以加红薯丁、山药丁、芋头丁、豌豆丁、甜玉米粒、甜豌豆等。只不过有些需要提前泡，如各种豆子、糙米和荞麦，有些则不用，如燕麦片、小米、大黄米、高粱米和各种薯类都容易熟。

杂粮饭做法很简单｜煮杂粮米饭并不麻烦。如果有电压力锅，比白米饭多加30%～50%的水，直接用煮饭档即可。如果是电饭煲，选择"杂粮饭"那一档。如果没有这个档，或用普通蒸锅的话，建议将杂粮预先泡4小时，或在冰箱里泡过夜也可。泡米水留用，煮前看看水量，保证比普通煮饭略多点水，就行了。

预防"三高"的主食安排｜如果午餐已经吃了白米，晚餐就要多吃点粗粮豆类，否则一天25克纤维的目标没法完成。白馒头、白米饭每天只能吃一餐，有一餐尽量用豆粥、燕麦粥、甘薯芋头之类替代，另一餐至少要一半粗粮。

燕麦帮助降血脂｜想吃燕麦来帮助瘦身、降糖、减脂的朋友们注意：如果用电压力锅煮粥，提前将燕麦粒泡一下，然后直接放整的燕麦粒，越黏则效果越好。用其他锅，如果在煮的时候怕溢出来，可以放普通生燕麦片，比较好煮。也可以直接吃速食燕麦片，但速食处理后，燕麦片黏性下降，导致消化速度上升，控制血脂、血糖的效果会打折扣。

土豆替主食，有益控血压｜这里所说的土豆，一定是没加油烹调的土豆。吃炸薯条或者炸薯片是有害的，但用土豆替代米饭、馒头、面包则是有利健康的。土豆的纤维和B族维生素含量高于白米饭，而且富含钾，用蒸土豆、煮土豆、烤土豆来替代主食，对控血压、血脂有好处是不奇怪的。而且因为不加油盐的土豆饱腹感很高，还有利于控制体重。

吃薯类时要扣减主食｜我国人民常食用的薯类包括甘薯、山药、芋头和土豆。红薯、白薯、紫薯都属于甘薯，只是薯肉的颜色不同，品种差异而已。薯类是介于粮食和蔬菜之间的食物，既和蔬菜一样含有维生素C，有丰富的钾和膳食纤维，又和粮食一样含有淀粉。一般来说4斤鲜薯所含的淀粉相当于1斤干粮食。所以，吃薯类需要扣减主食。

绿叶蔬菜有利于预防多种疾病｜某节目组对芹菜叶和芹菜叶柄进行了测定，发现叶子中的钙、镁、维生素C和胡萝卜素含量均是叶柄部分的10倍左右。对叶菜来说，叶色越绿，镁、叶酸、维生素K越多，抗氧化性越强。研究表明多吃绿叶蔬菜有利于预防心血管病、中风、糖尿病、骨质疏松、阿尔茨海默病和部分癌症。

吃芹菜要少放盐｜芹菜是一种钠含量较高的蔬菜，高血压患者能吃吗？当然能吃。100克芹菜茎中所含的钠只有150毫克左右，只能尝到很淡的一点咸味。而1克盐里面的钠含量是393毫克。所以，只要炒芹菜的时候少放盐或不放盐，高血压患者可以正常吃芹菜。茴香菜、茼蒿菜、小油菜和小白菜也都属于需要少放盐的高钠蔬菜。

蔬果汁对预防高血压有益｜早上喝杯混合蔬果汁，只要不影响正餐时的蔬菜摄入量，是件好事。只是记得要多放蔬菜，别追求浓甜，而且连渣一起喝。只要不太涩，新鲜绿色蔬菜都适合用来打浆。虽然打浆会损失维生素C，但仍然能得到其中的钾、镁元素，以及膳食纤维，对预防便秘、肠癌、高血压病、痛风等疾病，还是有益处的。

奶类对血压控制有利｜牛奶非常适合高血压患者喝。它富含钙和钾，对控制血压有益，高血压患者每天半斤奶没问题。如果有高血脂、高胆固醇，建议喝低脂奶或酸奶。酸奶对控制血压的效果是较为肯定的。

适合控制血压的晚餐｜春笋蘑菇炒豆腐，炖鲫鱼，焯拌菠菜，煮蚕豆，八宝粥1碗，紫薯1小块，纯酸奶约75克。薯类和豆类均替代部分主食。这个食谱最适合患高血压病、高脂血症的人食用。

素食也可能高血脂｜很多人长期吃素，还是检查出甘油三酯偏高。他们三餐除了面条、馒头，就是一点炒蔬菜或腌菜，自认已经够清淡了。其实很多中老年人的所谓"清淡"饮食，往往是多种维生素和矿物质营养不良，加上精白淀粉和炒菜油过多。吃素的人因为营养不合理，患高血压病、糖尿病、中风的都多着呢，不奇怪。

父母凑合三餐，容易患上慢性病 | 很多中年父母在孩子离家之后，经常吃得很凑合。捞面条加点辣酱拌一拌，米饭馒头配点咸菜和熟肉，夏天吃碗浇了辣椒油和腌菜末的米粉凉皮，就能凑合一顿。但这么吃是非常不利于预防高血压病和糖尿病的。想想您的父母、公婆和祖父母有没有这种情况？

远离高血压病，营养质量是关键 | 仅仅吃肉很少、口味不重，未必就是远离高血压病的保证。除了吃足蔬菜水果之外，还要保证主食的营养质量，减少精白细软食物，摄入大豆制品，控制油脂。如果有腰腹肥胖问题的话，还要控制总热量，降低体脂肪。

高血压病患者适合喝绿茶 | 高血压病、冠心病加肥胖者适合多喝新鲜绿茶，因为茶多酚对他们有好处。消化不良者则最好不喝浓茶，因为过多的茶多酚会降低消化酶活性。浓茶不利于矿物质吸收，但两餐之间喝淡茶问题不大。

预防高血压病的简单饮食原则 | 蔬菜杂粮比例大，精白食物比例小，动物食品和水果适量。这种类型的膳食有利预防高血压病、高脂血症、高血糖，控制体重，提升体能。

鱼片干也是钠的来源 | 鱼片干含微量亚硝胺类致癌物质，脂肪、蛋白质和胆固醇均有一定程度的氧化。吃得过多也不利于健康。如果喜欢吃，建议每天不超过15克。肾脏功能还不成熟的儿童、肾脏负担较重的糖尿病患者，以及高血压和痛风患者，均应注意少吃。鱿鱼丝之类的零食亦同。

大量饮酒是"三高"的诱因 | 中国式饮酒除了有害身体之外，还会

引起很多意外伤害和事故，更不用说引起其他心理上、情感上的麻烦了。糖尿病、高血压病、冠心病、痛风、胆囊炎、胃病等各种疾病患者大量饮酒后都可能引起严重发作或生命危险。如果本不饮酒，没必要去学喝酒，特别是不要上桌喝酒，不要喝赌气酒和斗气酒。

少喝酒，别为面子伤身体 | 酒桌上，喝了伤身体，不喝伤感情，是很多男人的困惑。换位思考，如果你的父亲、亲兄弟、儿子患有脂肪肝、高脂血症、高血压病、糖尿病、胃病、肝病等，你会逼着他喝酒吗？即便他自己喝，你也会劝阻。逼你喝的人，归根到底没把你当亲人。既然如此，何必为这种人的面子而伤自己的身体呢！

冬季要格外关注血压 | 目前很多40～55岁年龄段的人没有意识到自己已步入危险年龄，一些人从未体检，对自己的身体状况缺乏了解。40岁后应每年定期体检。此外，进入冬季后，患有高血压等心脑血管病的人应注意保暖，按时服药，特别是从事室外工作的人更是如此。

④

吃对食物，远离癌症

预防癌症的生活方式 | 我推荐的生活方式就是有利于预防乳腺癌的：全谷杂粮占主食的一半，每天吃超过500克的蔬菜，烹调少油，不吃煎炸和熏烤，肉类平均不超过75克，不熬夜，经常运动，保持愉快的心情。这些都做到的话，包括乳腺癌在内的很多疾病风险都会下降。

讲营养比躲农药更要紧 | 与其为什么含有农药残留而纠结，不如好好想想怎样把营养吃合理。毕竟肥胖、糖尿病、心脏病、中风、痛风、乳腺癌、前列腺癌、肠癌等最威胁大众健康的疾病，都是因为营养不合理而造成的，和食品安全没多大关系。就算移民去发达国家，就算全进口，吃得不合理也一样添病减寿，美国、欧洲都没解决这些疾病的高发问题。

健康生活方式降低患癌风险 | 接触致癌物，未必会患上癌症，只是增加患癌的风险。污染物广泛存在于环境当中，微生物无可避免，烹调

加工过程中也难免会制造有害物质。如果要求所有食品中没有任何有害成分，那只有饿死一条路。最有效的安全措施，不是恐惧抱怨，而是在严格管理的同时，通过健康生活方式来降低风险。

为什么癌症发病率最高的是最发达、生活质量最好、环境最优的国家 | 1．发达国家的居民寿命长，不发达国家的居民没等患癌就已因其他病死去。2．发达国家有体检条件，能查出癌症并治疗，不发达国家的居民有些病死了都不知得了什么病。3．发达国家的"现代"生活方式增加患癌风险，多吃肉类加工品也增加患癌风险。

肠癌发病率飞速上升，成为女性癌症第二位 | 乳腺癌和肠癌都是生活方式相关疾病，在发达国家中发病率高。肠癌是典型的可预防疾病，它和饮食中缺乏足够的全谷杂粮和蔬菜、摄入过多的油脂和动物蛋白有关。请注意。吃精白细软食物，再加点麦麸之类的纤维产品，不能替代直接吃全谷杂粮的健康效果。

预防癌症先要提高公众认知 | 20世纪50年代，美国随便用含铅汽油造成儿童铅超标严重，出现多次大规模环境污染丑闻之后注重环保了，肺癌高发后限制烟草了，肥胖、心脏病、乳腺癌高发多年之后重视营养了。中国还在走人家走过的所有弯路。社会发展真的是无法走捷径的，因为公众的认识都是慢慢进步的，政府也不可能先知先觉。

女人睡不好觉，也许惹来甲状腺癌 | 2013年《美国流行病学杂志》上的一项研究表明，睡眠障碍与女性甲状腺癌风险显著相关。研究者追踪142933名50～79岁的绝经女性11年，发现睡眠质量差的女性和睡眠状态正常者相比，甲状腺癌风险升高44%；对体重正常的女性来说，经常

失眠的人甲状腺癌风险上升71%。

女性小心肠癌和甲状腺癌 | 肠癌的发病与饮食营养和烹调方式的关系最为密切，可通过合理饮食来预防。而女性的甲状腺癌发病上升速度同样惊人，原因还不够明确，值得深入研究。如今中年和老年妇女中睡眠障碍者比例甚大，情绪不稳乃至抑郁、烦躁者众多，这些情况和癌症风险之间有无关系，值得研究。

想防癌，别熬夜 | 拉断橡皮筋的方法，就是连续拉伸，不让它有回弹的机会。疲劳不可怕，怕的是疲劳不断积累。过劳死几乎都发生在连续熬夜之后，而很多患癌的人都有熬夜的习惯。如果今天过度疲劳或熬夜，后面两三天一定不能连续透支，至少要把8小时觉睡够。

"癌症免死食物"不靠谱 | 一些食物中含有抑制癌细胞的物质，但别把食物想成药物，维持健康应靠综合的健康生活习惯。大蒜、洋葱、西蓝花、红薯都是有益的，但不是预防癌症、保障健康的关键所在。如果只吃这些，忽视其他食物，会因营养不平衡而付出健康代价。微博、微信上流传的所谓癌症"免死金牌"食物的说法都不靠谱。

常吃油炸熏烤食物易致多种疾病 | 常有人问：我自家做的油炸和熏烤食物，是不是比外面买的安全？答案是：只要是油炸和熏烤食物，就含有多种有害致癌物质，常吃都会增加多种疾病风险，包括胃癌、食管癌、肠癌、痴呆、2型糖尿病等。别以为自制的食品就没事。因为无知，在自家厨房里制造致癌物的事情很多见呢。

咸鱼早被WHO确认为一类致癌物 | 常吃咸鱼容易患癌是千真万确的，既有流行病学证据，也有化学证据：其中亚硝胺类物质含量高，它

是一类致癌物，和食道癌、胃癌、肠癌等消化道癌症关系密切。虽然这些食物历史悠久，亦不会马上把人放倒，但只可偶尔食用，尽量降低暴露量。

糖尿病会增加癌症风险吗 | 高胰岛素状态和高血糖状态会让癌肿更容易生长吗？国际上的专家共识肯定了这个说法。从目前证据看，似乎高胰岛素状态才是关键，而高血糖会引发高胰岛素状态。我国居民餐后高血糖状态较为普遍，即便没有诊断为糖尿病，也建议适当控制餐后血糖水平。

控血糖有利于防癌症 | 控制血糖有多重要？按一项最新研究的结论，即便没有达到糖尿病水平，但只要血糖水平超过正常范围，也会增加多种癌症的风险。特别是那些体能低下、腰腹肥胖的人，真的要注意了。把这个消息传达给我们的中老年亲友吧。

血糖控制绝不仅是糖尿病患者的事情 | 很多空腹血糖正常的人，餐后血糖也可能会过高，而长期餐后高血糖水平会升高糖化血红蛋白，大幅度提高患糖尿病、冠心病的风险，也会升高患部分癌症的危险。

合理吃粗粮不会促进癌症 | 吃粗粮、杂粮诱发食道癌的说法不确切。少吃蔬菜水果，多吃不安全的腌制品和熏烤食品，才增加患食道癌的风险。世界各国营养学家都提倡减少精白米面，增加全谷杂粮比例，全谷杂粮占全部主食的一半以上为好。

吃肉与癌症风险相关 | 吃腌制后呈现红色的加工肉制品（比如香肠、火腿、培根、肉肠、红色酱卤肉等），经烧烤、熏制、煎炸的肉，以及过多的红肉（平均每天超过75克），会增加患多种癌症的风险。这些癌

症包括肠癌、胰腺癌、胃癌、食道癌、乳腺癌、前列腺癌等。夏天应少吃烧烤肉和红色熟肉！

加工肉制品可能增加患癌症风险｜多吃红肉加工制品，不仅增加患冠心病、糖尿病的风险，还增加患乳腺癌、前列腺癌、肠癌等多种癌症的风险。可惜国人对此所知甚少，且不愿相信，不肯传播。红肉加工制品包括香肠、灌肠、火腿、培根、腊肉等，以及红色的酱卤肉。自家煮的褐色肉相对好些。人均每周食用500克以内（日均约75克）的这类肉制品，即可避免癌症风险增加问题。

牛奶致癌是谣传｜有关奶类致癌的文章还在疯传，郁闷之余想说：世界奶产量本来不够所有人每天喝两杯。一部分富人先喝起来，喝过量产生增加前列腺癌的副作用后，告诉另一部分人，奶有害，一点都别喝。结果，另一部分人信以为真，连适量喝所带来的好处，包括防肠癌、防肥胖、防糖尿病、防中风、供应多种营养素，一起放弃了。

一杯奶不致癌｜有微信文章说，动物实验证明牛奶中的酪蛋白有致癌作用。实际上，那个动物试验中所用酪蛋白的数量是动物干饲料总量的10%～30%，有促进癌细胞增殖的效果；而半斤牛奶中只含有7.5克酪蛋白，仅占人体每日总热量摄入的1.5%。距离10%的剂量太远了。没有研究证据证明每天半斤牛奶有害。

一杯奶（200克）有益无害｜除了供应钙元素和蛋白质，牛奶和酸奶对控制血压、预防中风有好处，对糖尿病亦有益无害。除非有牛奶慢性过敏，才需要远离乳类。但是，什么食物过多都可能带来副作用，并影响营养平衡。欧美国民每日乳类摄入量在500克甚至1000克以上，已经过量，提倡少消费乳制品是对的。

乳腺增生的女性也能吃大豆制品 | 对亚洲人和亚裔中做的相关研究进行汇总分析，结果表明，豆制品不仅可以正常吃，用豆制品部分代替肉，甚至还对预防乳腺癌有益。的确有动物研究发现大豆制品促进乳癌，但啮齿动物（实验鼠）的大豆异黄酮代谢与人类不同，动物实验结果不能直接外推到人。

喝茶对防癌有益 | 研究证据表明，茶叶有利于降低糖尿病风险，还能降低中风和心血管疾病的风险，这对中风高发的国人很有好处。此外，茶在预防肥胖，降低患乳腺癌、肠癌、胃癌、食道癌风险方面也有不少报告。如果让我选择，我愿意喝茶，因为它不用加糖，味道也清香可口，是零热量饮料，而且是中国人的文化传统。

女性不要过分追求丰乳细肤 | 央视的英语新闻中报道说：北京乳腺癌发病率上升90%。一边是忙着丰胸美肤，一边是忧心乳癌高发。雌激素低了，乳房太小，皮肤不够细腻；雌激素高了，患乳腺癌和子宫内膜癌风险大。做女人是不是非常辛苦？

不要做宅男宅女，多在阳光下运动 | 研究表明，年轻时的体能与后半生的糖尿病风险有密切关系，青春期女生在阳光下活动的时间和乳腺癌风险也有关。孩子们需要每天一小时离开书本、电脑和手机，多多在阳光下做运动！

减体脂也是防癌策略 | 女性体重和乳腺癌风险之间有无关系，研究结果不够一致，但体脂与乳腺癌的关系可能更大。常见情况是，很多人体重并不超标，但是因为缺乏运动，肌肉比例低，肌肉力量差，而体脂

肪比例过高，内脏脂肪较高。这种情况有可能会带来乳腺癌风险的增加。我特别提倡国人多做体能测试和体成分测试。

吃鱼能减少乳腺癌？要看怎么吃｜我国研究者发现，只有因吃鱼而获得更多的Ω-3脂肪酸，才能起到减少乳腺癌风险的作用。但仅仅多吃鱼，并不一定能起到这种作用。在我国，油炸鱼、油煎鱼、干烧鱼流行，吃鱼时很可能顺带吃进去大量Ω-6脂肪酸。

豆类和杂粮有利于预防癌症，也不会带来不育｜以素食为主的饮食会降低雄激素和雌激素的水平，有利于预防前列腺癌、乳腺癌和子宫内膜癌。也有研究报告女性吃杂粮会降低雌激素水平，减少排卵次数，但没有证据表明经常吃豆类和杂粮的人不孕不育率更高。相反，很少吃大豆的美国人不孕不育率比吃大豆的中国人高。

⑤

怎样吃三餐才算健康

人无远虑，必有近忧 | 虽然平日节制饮食似乎有点"不尽兴"，但这才是保障生活快乐的真谛。正因为平日有节制，不会超过身体的承受能力，才可以长期保持健康、享用美食。如果平日不节制，患上肥胖、糖尿病、高脂血症、痛风等疾病，那控制饮食的严格程度，就不仅限于少吃点心、少喝甜饮了。

食材类别必须多样化 | 每天要达到15种以上的食材，而且粮食、豆类、薯类、蔬菜、水果、坚果、鱼肉、蛋奶等类别越全越好。调味用的葱、姜、蒜、酱油、醋、盐、糖，都不能算在食材当中。馒头、大饼、面条、饼干、桃酥只能算1种（小麦粉），米饭、米粉、米糕、米线算1种（稻米），肉片、肉丝、肉丸、排骨算1种（猪肉）。

一天20种食物方案举例 | 早餐：1碗燕麦片小米粥，头天做好的圆白菜鸡蛋煎饼，蒸南瓜，酸奶。食堂午餐：煮玉米1段，蒸红薯1段，肉

焖豆角，蔬菜沙拉（番茄、生菜、鸡毛菜、紫甘蓝、黄瓜）。晚餐：八宝粥，胡萝卜青椒炒豆干，鸡汤蘑菇煮油菜。零食：酸奶和水果。这样看来，一天吃20种食物也不算很难吧！

全谷杂粮替换一半主食的10个好处 | 1. 帮助控制餐后血糖和血脂；2. 帮助控制体重，减小肚腩；3. 减少糖尿病风险；4. 减少心脑血管病风险；5. 帮助预防便秘；6. 改善肠道菌群；7. 帮助预防肠癌；8. 降低炎症反应；9. 有利于胆囊疾病的预防和控制；10. 餐后精神好，不易困倦。另外还有利于皮肤和头发的健康哦！

用优质食物替换低营养食物 | 所谓奶类对控制体重和血压好，意思是把其他食物，比如肉类、主食等换成奶类，但保证食物总热量不变，是对预防肥胖和慢性病有帮助的。不是让人三餐吃饱了再来两大杯全脂奶。所谓好的饮食，就是用质量高的食物来替代质量低的食物，用对预防疾病有益的食物替代无益的食物。

各类食物比例要合理 | 请注意，说"不大鱼大肉"不等于纯素，说"多吃菜"不等于只吃蔬菜而不吃豆制品、坚果和鱼肉蛋，说提倡"杂粮粥"不等于一顿只有杂粮粥，其他食物都不吃。健康的饮食必须是由多样化食物所构成，而且各类食物比例合理。一荤配三蔬，三餐无饥饿，每天有运动。

健康的晚餐示例1 | 例如，晚餐的菜肴是一小盘芝麻酱拌菠菜，一碗鸡汤炖白萝卜，一小盘凉拌苦菊，一小盘芝麻黄瓜丝拌豆腐丝，加上一碗杂豆燕麦八宝粥。这样，你能吃得饱饱的，钾、镁、钙、多种维生素、抗氧化物质和膳食纤维很丰富，蛋白质不缺，脂肪却很少。

健康的晚餐示例2 | 春笋蘑菇炒豆腐，炖酥鲫鱼，焯拌菠菜，煮蚕豆，八宝粥1碗，紫薯1小块，纯酸奶1小杯。薯类和豆类均替代部分主食。最适合有高血压、高脂血症的人食用。

我的饮食原则 | 我的饮食很简单。不吃油炸食品，不吃熏烤食品，几乎不吃加工肉制品，不吃咸鱼腊肉，不吃饼干零食，不喝甜饮料。每天吃1斤蔬菜（其中包括半斤绿叶菜）半斤奶或酸奶，1个鸡蛋，每餐都有优质蛋白质，豆制品和肉类、鱼类等换着吃。粮食平均每天四两多（生重），其中含有粗粮、豆类和薯类。烹调油、盐偏少。

6人用餐示例 | 午餐：清蒸平鱼，肉片炒木耳青椒，蒸茄子，发芽黄豆小香菇炒笋丁，鸡汤煮冻豆腐小白菜，米饭和蒸玉米。晚餐：排骨炖藕，番茄酱烧菜花，手撕圆白菜，土豆洋葱胡萝卜咖喱煮，剩的发芽黄豆小香菇炒笋丁，米饭和椰香红豆包。上下午零食是迷你西瓜和芒果。

6人晚餐示例 | ：花生碎拌生莴笋丝，蒜蓉炒天葵（紫背天葵的绿叶种），番茄炒蛋，香辣炒酸豆角酸笋丁，清炒龙豆（鲜四棱豆），醋椒白鱼，肉汁煮莴笋叶，白萝卜棒骨汤。

节日家常餐 | 早餐：烤全麦馒头片，小米大黄米燕麦粥，蒸蛋，洋葱丝拌豆腐丝，砂糖橘。午餐：大米小米饭，鸡丝胡萝卜丝炒酸菜丝，番茄蘑菇炒蛋，焯拌菠菜。晚餐：白米饭，椒香银鳕鱼，剩鸡丝胡萝卜丝炒酸菜丝，茄汁菜花，小米粥汤。甜饮：杏仁粉沸水冲糊，加等量牛奶，再加少量炼乳调到微甜。

上班族健康就餐示例 | 对于上班族来说，早餐用牛奶燕麦粥当主食，午餐在单位吃白米饭，晚餐吃烤红薯和不放糖的杂豆八宝粥。晚上如又

饥饿，可以吃水果、喝酸奶。

素食是否有好处 | 素食有两种，吃鸡蛋牛奶的蛋奶素食，以及完全不吃动物来源食物的纯素。国外研究发现，总体上看，素食者患高血压、心脏病的风险较低。特别是纯素者，平均体重和平均血压较低，各种慢性病风险均小，肠癌、前列腺癌危险较低，但贫血、缺锌的危险较大。

少吃肉不等于素食 | 我从不建议吃纯素。吃适量肉类有助预防贫血，但肉食过多会增加患癌症和慢性病的风险，科学证据非常充分。轻体力活动者平均每天吃肉应不超过75克（约红烧牛肉5~7块）。吃脂肪少的肉，吃品质高的肉，少吃粉红色的加工熟肉，烹调时少放点油，多配些蔬菜，就可以享受肉食美味而无碍健康。

老人每天不妨吃一两肉 | 很多老年人因为害怕"三高"而完全不肯吃荤，鱼肉蛋奶都不碰。其实老年人并非吃得越素越好，每天吃一两肉更有益健康。肉类中的维生素B_{12}对老年人神经系统的健康是很重要的，肉类、蛋类和豆制品中的卵磷脂有利于维持正常的记忆力。

如何达到营养平衡 | 有了鱼，就不叫素食了。新鲜、天然、多样的植物性食品，杂粮、薯类、豆类、坚果、蔬菜、水果等，加上蛋奶，再加上鱼，什么营养素都不会缺乏，包括omega-3脂肪酸。

菌类不能代替绿叶蔬菜 | 菇类的蛋白质含量超过普通蔬菜，膳食纤维含量也比较高，但抗氧化物质如类胡萝卜素、花青素、类黄酮含量低，B族维生素和矿物质含量也没有传说中那么多。昂贵的松茸的营养也没达到普通蔬菜营养的几十上百倍。只要烹调少油，高脂血症、高血

糖患者都可常吃菌类，但它们不能替代绿叶菜。

水果入餐，简单有益 | 水果入餐，比炒鱼香肉丝、炖红烧肉之类简单多了——去皮核，切成块，放在桌上当凉菜吃就好了。既然糖拌番茄、苹果沙拉能当凉菜吃，为何其他水果不行？许多国家都把水果放在用餐时吃，能增加钾供应，又能避免饮食过量，对预防"三高"有益。其实，操作永远不难，难的是改变观念。

在外吃饭的基本要求 | 在外吃饭有四个基本要求：一是蔬菜足够，二是有杂粮薯类，三是烹调少油少盐，四是油的质量好。其他要求是：原料新鲜，烹调温度不过高。如果炒菜有种烟火味，我就知道锅里着过火，会产生过多的致癌物。如果菜肴口感油腻，用热水涮不掉油，就知道油经过反复加热，含有过多有害物质，和地沟油差不多。

餐馆食物盐超标 | 终于明白为什么餐馆的菜都咸得惊人了。厨师培训的教材、资料中写得明白，汤里面的盐含量应当是0.9%～1.2%，菜里是2.0%～3.5%；味精加入量应当是0.35%～0.5%。但按我的日常烹调经验，汤的合适盐含量是0.3%～0.5%，菜里则是1%左右。可见，在餐馆吃饭会增加至少一倍的钠。

在外就餐要多吃蒸、煮、炖、凉拌菜 | 如果你的工作情况使你不得不在外就餐，这并不意味着你必须大鱼大肉。点菜时，尽量不点油炸、油煎、香酥、干锅、"水煮"之类的菜式，因为它们的脂肪含量都太高，而且脂肪经过长时间加热，脂肪氧化产物特别多，对心血管有害。可以多点些蒸、煮、炖、凉拌的菜肴。那种一大块一大块油腻肉类的菜，比如蒜香骨、烤羊肉、牛仔骨，尽量不要动筷子。

小心餐馆的黏腻油 | 凡是黏腻难涮掉的油都是坏油，清爽易涮掉的油才是好油。反复加热的油会升高血压，促进脂肪肝，伤害血管内皮，促进动脉硬化。吃这样的油，就是给自己的身体下毒。人们对添加剂的毒性相当关注，而对餐馆酒楼中的烹调油，无论多黏稠、多油腻，人们都能容忍。但是，劣质烹调油对健康的损害，却是日积月累，难以消除！

⑥

防控"三高"，
从增加体力活动开始

强迫自己运动起来 | "三高"患者的通病就是身体懒惰，不爱运动。越懒，脂肪越堆积在腰腹上；越胖，越身体沉重，懒得活动。这是一个恶性循环。要打破这个恶性循环，就看你有没有意志力了。建议就从周五开始，晚上推辞一切应酬，早点上床休息。早上睡到自然醒，早餐之后收拾东西，换上运动装出门，去附近空气好的公园或者绿地，和家人一起，晒着温暖的阳光长走一小时以上，肯定心情特别好。

"三高"患者要调整生活习惯 | 慢性病多半源自错误的生活习惯，也能通过调整习惯来消除。增加主食中杂粮的比例，多吃绿叶蔬菜，适度增加运动，是防控"三高"的硬道理。

多做家务勤运动 | 周末一定要买菜、做饭、打扫卫生，多做家务对减脂也有帮助。周一到周五，晚上必须出门走路40分钟以上。买个计步

器每天佩戴，这样就能测量出你的日常活动量够不够。每天一定要达到8000步以上，最好是一万步。

饮食运动逆转慢性病｜某学者40多岁患上糖尿病，他严格管理自己的饮食运动，最后活到90多岁。有人40岁时患心脏病，但他从慢走开始锻炼，从快走到慢跑再到快跑，又多活了30多年。人的自愈能力是强大的，特别是慢性疾病，只要远离错误生活方式，就一定能改善。问题是，没下病危通知前，多数人很难痛下决心彻底改变习惯。

饭后活动控血糖｜饭后可轻松散步，除非您是极度消化不良的体弱者。血糖控制不良者和减肥者更应在饭后及时进行轻微的活动，降低血糖上升幅度。人还没有老，就把自己当老人，身体还正常，就把自己当弱者，未必就能养生，很可能是用进废退、提前衰老。

运动让生理年龄变年轻｜如果经过运动健身，体能明显提高，一定是内脏脂肪变少了。这时候，餐后血糖控制能力加强了，甘油三酯水平低了，心肺功能提高了。换句话说，人的生理年龄变年轻了。

运动需要长期坚持｜开始你的体能可能比较差，走几步、干点活，就汗流浃背、疲惫不堪，坚持一个月就好了。一旦体能上升，就加快走路的速度，延长距离，慢慢你就能健步如飞。到那种状态的时候，你肝脏的脂肪肯定也会消掉不少。长期坚持之后，腰围就会自然而然地缩小，你会发现周围的人用另一种眼光看你——因为你身材好了、活力强了、人更美了！

有氧运动消耗多余脂肪｜"暴走妈妈"10个月消除重度脂肪肝的故事感动亿万人，也同时让很多人明白，脂肪肝是可以通过运动来康复的。单纯性脂肪肝的重要发病原因之一，就是日常运动太少。如果运动量足够大，哪怕饮食当中有较多脂肪，也能通过有氧运动消耗掉，而不会积累在内脏中。

简单有效的室内运动 ｜ 很多人因为怕冷而不肯跨出暖气足足的屋子，特别是晚上懒得出门活动。不妨在家里先做原地跑、下蹲、踢腿等动作，做到身上微微发热，再出门运动，就感觉舒服多了。在外面运动毕竟时间长，有氧效果更能保证。不过，如果碰到严重雾霾天，就继续在屋里运动好了……只要保证能持续半小时以上。

范老师与微博网友互动

//@健康教育何超：中国心血管病患病率处于持续上升阶段。目前，估计全国有心血管病患者2.9亿，其中高血压病患者2.7亿，脑卒中患者至少700万，心肌梗死患者250万，心力衰竭患者450万，肺源性心脏病患者500万，风湿性心脏病患者250万，先天性心脏病患者200万。每5个成人中有1人患心血管病。

范老师：这些病离每个人都很近。长期高血压和中风密切相关，不论男女、贫富，都有风险！

//@马迷糊：不久前看过文章，最新研究表明，钠促进高血压病是针对部分基因人群的，不是所有人对钠都敏感，致高血压。

范老师：患高血压病的多是盐敏感类型。我们不必用大量吃盐的方法来验证自己是什么基因型，就像不必用吃毒药的方法来验证自己的遗传类型是否有对某种毒物的超强解毒能力一样哦。

//@毛doudou：**煮粥放碱增加钠的摄入，会不会因此而加重高血压风险？我有好多有此习惯的亲戚都高血压。**

范老师：食用碱和盐一样是含钠大户。天天喝加碱煮的粥，等于喝进去很多盐。还有加碱蒸的馒头，加小苏打做的饼干，含钠的甜饮料，再加上三餐的咸味菜肴和咸汤，钠能不大大过量吗？吃这些东西自然是会促进高血压的。

//@晴迷亦工：**我也有轻度脂肪肝，您能告诉我怎样注意饮食吗？**

范老师：轻、中度单纯性脂肪肝用饮食运动调整会很有效。可以看我的同名搜狐博客"人群营养专栏"中，有关脂肪肝的博文。

//@北方的风01：**记得范老师曾经说过土豆升血糖快啊？糖尿病人不适合吃吧！**

范老师：土豆升血糖比白米饭白馒头慢。土豆的血糖指数和土豆品种、加工方式关系很大。国内炒土豆丝的品种比美国做炸薯条的品种有利于控制血糖。一般来说脆口品种比面软品种适合糖尿病患者。

//@Hakunamatata_E：**范老师，煮熟的红薯和生的红薯营养成分有区别吗？医生说熟的红薯糖分比生红薯高，所以建议吃生红薯，不知哪个正确？**

范老师：熟的薯类（甘薯，土豆，芋头，山药）可充分消化，生的薯类淀粉消化率低，故而可利用的热量也低。有"三高"的人可以适量吃点生的薯类，消化不良的人还是要烹熟吃。

//@nunyinun：老师，长时间泡杂粮的水能要吗？

范老师：浸泡杂粮的水，"三高"人士一定要留着，因为很多维生素和抗氧化物质都在那个水里。营养不良、贫血瘦弱者可以扔掉，因为里面有植酸，对铁吸收和淀粉消化有妨碍。

//@瓢儿糕：动脉硬化的人适合喝牛奶，喝酸奶会达到同样的效果吗？或者酸奶更好？

范老师：酸奶比牛奶的健康作用更肯定，对控制血压、预防中风和预防糖尿病都有益处，补充B族维生素和钙的效果也不逊色于牛奶。即便没有活菌能到达大肠，其中的营养素也是非常有益的。

//@白月光的月光：上次买的舒化奶，配料表中写的是加了"聚葡萄糖"，家里俩糖尿病人都不敢喝了。

范老师："聚葡萄糖"可不是葡萄糖，它是人体不消化的一种可溶性膳食纤维，压根就不会升高血糖，糖尿病人可以用。不过我喝多了这东西肠道会产气。低聚糖、菊糖等也都不会升高血糖，可改善肠道菌群，但也容易产气。

//@你的猫是我的：我奶奶高血糖，但她肠胃不好，消化也不好。应该吃哪些粗粮呢？去县里看医生，说玉米、红薯、苹果、小麦都不宜吃，水果只能吃番石榴，主食以鱼为主，我觉得那医生这样指导是有误的。

范老师：消化不好不是糖尿病人吃杂粮的禁忌。玉米、红薯和全麦粒的确可以不吃。不过还可以吃小米、高粱米、燕麦、红小豆、芸豆等杂粮，煮到足够软就行了。水果也不是只能吃番石榴，苹果、桃子、橙子、橘子、木瓜等对胃肠都比较友好。每次少量吃，慢慢嚼，只要吃了之后胃肠没有不舒服，就可以。

//@天天吃你：奶奶患阿尔茨海默病、高血压病、脑梗塞卧床，我长期给她吃肉松+白粥。现在她爬不起来了，感觉是饮食出了问题。

范老师：每日盐控量3～5克，白粥和肉松去掉。大量新鲜蔬果、杂粮豆薯，都打浆吃，加酸奶和鱼糜。不知有多少老人因错误饮食生活习惯而脑梗卧床，病倒之后又不能得到营养支持，好悲哀。

//@爱康之家：中饭把土豆、荸荠切小块，加大米，按1:1:1的比例，再加花生2小把，按下电压力锅米饭键即可。软硬搭配，口感超好，低血糖值，饱腹感强。

范老师：荸荠虽然有点清甜，其实抗性淀粉比较丰富，膳食纤维和钾的含量比白米白面多；土豆的钾也非常丰富。故土豆荸荠饭比白米饭有利于控制血糖，更有利于控制血压。

//@爱康之家：头天晚上把土豆切大块，大麦泡半小时，加一把花生，按正常煮饭备用。早上，热锅冷油，放葱花、酱牛肉、前晚焯好冷藏的豌豆、胡萝卜、切成小段的韭黄，加大麦土豆饭一起炒，起锅撒点香菜。搭配柚子西红柿汁。清爽，口感好，耐饥饿，低血糖负荷。

范老师：若少油，就是非常好的低GI多样化饮食。

//@爱爬墙的爪子：按照老师的分享，用杂粮代替一部分主食，水煮菜已经有8个月了。体重从64公斤变成现在的54公斤，最重要的是高血压正常了。运动快2个月了，努力让运动变成我的日常生活。

范老师：在无饥饿基础上吃够杂粮青菜，减脂的同时还能降血压，绿叶菜的丰富钙镁和抗氧化物质也非常有利于降压。

//@大龙78：今天晚饭按老师的做法改良了一下，将米饭与菜（黄芽白、新鲜香菇、鸡脯肉）拌在一起吃。餐后两小时血糖7.0，真是太好了。如按平时那样血糖至少8.5以上。

范老师：很高兴您实施我的建议后，餐后血糖更稳定啦。

//@凝结爱1126：我个人有些难接受全杂粮的口感，所以就偷工减料，每天变换花样做二米饭：小米大米饭、糙米大米饭、黑米大米饭、燕麦大米饭、荞麦大米饭、玉米大米饭等等，口感上稍好些，提前泡，方便好吃！老妈血糖控制也有效！

范老师：这样粗细混合就很好。

//@Chubbbbby：我妈妈低血糖，但血压高。她一饿就低血糖。想买些小零食给她随身带着，买什么会比较好一点？

范老师：低血糖者，可带点肉厚的大枣、原味坚果仁、盒装牛奶等。苹果洗净，装袋子，放包里带着也很好。这些食物比饼干的营养好得多，还能把血糖值维持得久些，不像饼干之类吃了很快又饿，又低血糖。

//@无欲则废：听家人说，农村的糖尿病已经高发到令人发指的程度，很多二三十岁的人都得了，有个很年轻的小学同学脚烂了，眼睛也出了问题，真是好恐怖。

范老师：糖尿病将成为中国的爆发性灾难，这不是危言耸听。我之所以三天两头讨论血糖控制问题，就是因为形势严峻而政府和国民还没有意识到危险。

//@Woofunfan：很多糖尿病其实是因为过度节俭。比如我同学的妈妈，经常为省钱或为省事，两个白馒头或者一张饼就点剩菜和咸菜了事，要么就放很多油炒素菜、炖五花肉。其实治病花的钱比省出来的多多了。

范老师：经常两个白馒头加咸菜的饮食生活，的确让人担心。这样血糖负荷太高，又营养不良，缺乏保健成分。

//@茉莉花开18：糖尿病伴消化道出血怎么办？喝粥容易血糖高！

出血的病人又要喝粥！好纠结！

范老师：把燕麦、红小豆之类的慢消化杂粮打成糊喝。强调胃出血的患者要喝粥，不是怕杂粮中的营养素，是怕粗糙食物的物理刺激引起黏膜再次出血。打成细腻的糊，不再刺激黏膜，就没有这个问题了。燕麦的葡聚糖黏液对黏膜还有保护作用。

//@猫毛乱飞伤不起阿：去年夏天买了个榨汁机，天天榨汁喝，每天喝果汁超过3杯，然后，就胖了十斤，现在都减不掉。后来才知道，喝果汁喝进去的都是糖，果渣纤维都被扔掉了！血泪控诉，慎买榨汁机！

范老师：榨成汁和啃水果相比，饱腹感降低，升高血糖、血脂快。所谓的"好吸收"，对预防肥胖、"三高"反而不利。

//@90后健身厨男：认识范老师后，知道了杂粮的各种益处。从此渐渐用杂粮饭代替白米饭，也常常做杂粮粥。先不说杂粮对健康的长期益处，感触比较明显的是，吃白米或者白面这些升血糖快的主食，餐后容易让人犯困，换用杂粮之后，明显不会了。其实我以前是个"特困生"呢。

范老师：各位朋友，如果您饭后困倦，试试杂粮+运动。

//@jinxinjinliai：坚持吃粗粮，吃大把青菜，坚持跑步跳操，我从3月底到现在又瘦了6斤，累计减重16斤啦。后面几个月减的分量少了，但是肌肉有了线条好看了，衣服小了两个尺码呢，超开心。老爸跟我一起吃喝锻炼，以前偏高的血压、血糖全部正常了，现在是单位的健康明星。

范老师：慢慢变瘦，以增进健康为目标，好！

//@西山四棵树：衷心感谢范老师！近六个月，按照您提倡的健康方式生活，每天吃大量粗粮、水果、蔬菜，少量肉蛋，很少的精米面，同时平均每天运动超过一小时。多年超标的血脂现在一切正常。您的微博、博客、书惠及了无数人，功德无量。

范老师："三高"问题本来就是错误的饮食和生活方式造成的。所以，如果不改变这种生活，吃什么药也是治标不治本。现在您改变了，所以您就重新回到了健康状态。换句话说，您回到了更年轻、更有生命活力的状态。

//@花落tuiytyh：以前错误地认为计划要孩子不能减肥，完全不知合理膳食、调节体重的重要性。好在怀孕后发现了范老师的微博，然后买了范老师的书，怀孕以后少油、少盐、少糖。我妈、我舅、我外婆都胖，还有高血压病，特别自豪我的血糖、血压、血脂都很正常，B超看小宝宝长得非常好，大爱范老师。

范老师：祝福您和宝宝！

//@谢小姐的左心室：我最近两年，尤其是怀孕六个月以来每天吃杂粮饭、杂粮粥，控制油糖。家人还不理解，说我肚子小是因为不吃大米饭。但昨天做糖筛，医生说我血糖控制得很好，我觉得我会坚持下去！

范老师：现在血糖控制有问题的准妈妈太多，已经成为威胁母子健康的重要问题。

//@小水牛9520：去年上半年，查出很多我这个年纪的女孩子不该有的毛病：血脂高、脂肪肝、胆囊结石和多囊卵巢。体重一度从100斤多飙到130多斤。去年下半年开始控制饮食，夏天在西湖边跑步，冬天在健身房运动，现在体重控制在117斤左右。血脂降下来了，激素水平也恢复正常了。

范老师：管住嘴，多抬腿，真理就这样简单，关键是做到。

//@二条同学是个贼：我们俩都在为将来的小生活努力！在看了您的博客后，我们把家里的食谱做了一个调整，连他父母在我们的劝说下也开始调整饮食，坚持运动。现在他的胖爸爸已经瘦了二十多斤，血压、血糖这些指标也稳定了下来。

范老师：听到这些好消息真令人高兴。

//@盘丝大仙Luna：我家的油换成了橄榄油，五谷杂粮没有断过，坚持健身，越来越精神，主要是不便秘，太舒服了。

范老师：是啊，身体不舒服、没精神，都是因为我们没有养成好习惯，没有照顾好它。与其寻求偏方，不如改变习惯消除病因。

//@若水小厨：血糖正常2年了。餐后2小时5.8左右，一直保持。感觉就是吃自己做的饭，血糖、血脂都能调整过来。真是感谢老师呢。

范老师：真是太好了。听我讲座的人不计其数，但真正相信并做到，把健康饮食持之以恒的人只是其中很少一部分。愿您一直保持健康状态，现身说法给周围的人传播健康生活的经验。

//@山荷陈：现在特别相信粗粮的功效，因为我父母长期吃粗粮和大量绿叶蔬菜，五谷豆浆也坚持喝13年了，现在血压、血脂、血糖都从不正常转成正常的了。

范老师：慢性病多半源自错误生活习惯，也能通过习惯调整来消除。增加杂粮主食比例，多吃绿叶蔬菜，适度增加运动，是防控"三高"的硬道理。

//@Wonder姿：我老妈严格按照范老师的指导吃饭，吃杂粮粥、拌菜，少餐多食，少油少盐。前天去查了一下血糖，餐后5.9——她糖尿病已经8年了呢。

范老师：餐后血糖控制得好，非常让人开心。我的血糖管理食谱都是以管好餐后血糖为第一目标的，同时保证各种营养充足，促进体质全面改善，生活质量提高。

//@huabem_寻找蔚蓝：同事的父亲几年前查出糖尿病，空腹血糖14，当即用胰岛素治疗，并彻底改善饮食。每天吃一大盆蔬菜，2两瘦肉，1个鸡蛋，纯杂粮饭，少油少盐，长期坚持。至今停打胰岛素已一两年，各项指标均恢复正常。

范老师：多蔬菜，多杂粮，少精白主食，充足蛋白质和维生素。在治疗的同时一定要记得改变饮食。

//@土豆地瓜小米栗：妈妈2011年初患糖尿病，住了3次院，出院后开始控制饮食，顿顿杂粮饭（从不吃粥，因为升糖快）、水煮菜，放油很少。一年后体重至少减了10公斤，身材正常，血糖情况也好转了。

范老师：改变饮食、控制体重，是控制血糖血脂的必由之路。

//@我就看看我不说话spz：我妈以前有高血压病，后来跟我一起吃了好长一段时间杂粮粥，最初目的是为了防严重掉发的，现在发现她的血压已经正常了。她既没有吃降压药，也没做什么治疗。

范老师：国际上有个饮食控血压的DASH研究，要求高血压患者的主食完全不含精白主食，只吃杂粮豆薯，也包括大量蔬菜等其他措施，效果非常好。

//@Rita肉丁妈：从我妈患高血压病开始关注范老师的。一年多来我们坚持锻炼，合理饮食，少油少盐，多吃粗粮，肉奶蛋豆、蔬菜水果都吃，不暴饮暴食。我们整体体重下降，状态气色好转，我妈的血压、血糖非常稳定，已经开始减药量了。想说，健康科学饮食才能活出好身体，才能享受好生活。

范老师：谢谢分享好消息！

//@橘肯肯：我妈妈跟我一起加大杂粮摄入量，少吃精白主食，少吃油大的菜，多吃蔬菜。她瘦了十多斤，现在血压已经正常了。

范老师：对于体脂肪超标的人、单纯性高血压患者来说，少油、多杂粮、适当增加运动，就能降低血压。多吃蔬菜能增加钾、钙、镁元素和抗氧化物质的摄入，也非常有利于控制血压。

//@假装在假期：从博客到微博一直都在关注范老师。老妈有高血压病和脑血管硬化，我汇总了范老师的知识，帮助老妈减轻了30斤体重，老妈没有再进过医院。虽然我几乎没有评论过范老师的文章，但是单从这些知识对我们的帮助来讲，就有说不出的感激……

范老师：告诉我您母亲受益的消息，就是对我最大的支持！

//@曾是猫咪少年：从吃煎饼果子等高油食品改为用牛奶泡麦片、吃杂粮饭，每天坚持1斤以上蔬菜加水果，坚果、豆制品、牛奶补充完全，常常运动，腰围从72厘米变成了63厘米，也不失眠了。妈妈之前血压高、低血糖总是要吃药，改吃燕麦杂豆粥、少放油糖、坚持喝奶、每天快走后，已经不用吃药了，腰围也从93厘米减到了88厘米，还在持续减。

范老师：太好啦。

//@金刚芭比Yeah：我一直以为杂粮饭是纯杂粮不加大米的呢。怀孕6个月空腹血糖5.7，晚餐通常是杂粮饭，为什么还会出现空腹血糖高的问题呢？

范老师：杂粮饭主要是控制餐后血糖。以前请教过医生，说是空腹血糖可能和肝脏工作能力和糖异生作用有关，身体弱的人更不好控制空腹血糖。先不用着急，慢慢来。记得吃足蛋白质和绿叶蔬菜哦。

//@歪老太太：由衷地感谢您，自从看到您的微博后，我坚持吃杂粮粥、水煮菜，每周只吃3天，还只是晚饭吃。大概两个月吧，我验了一个生化血，血糖空腹5.4，甘油三酯1.9。我真是不敢相信呀，5月时查的甘油三酯还是3.7呢，空腹血糖总是8左右。吃了几种药都没见效，我很是感谢了。

范老师：恭喜您健康进步！

//@MissApple2005：今年我爸查出血糖高，在我的逼迫下进行了主食大改革。我爸早餐基本吃我买来的农家窝窝头和馍馍，中午晚上都吃各种杂粮饭，主要含糙米、黑米、红米、荞麦米、燕麦米之类。到现在大约半年，我爸的啤酒肚就没了，恍悟大概是因为这半年吃了杂粮的原因，哈哈。

范老师：腰围小了，血糖也会降。

//@导儿2008：我只用了三个月，接近中度的脂肪肝就甩掉了。

这三个月，我根本没挨饿，听老师的话，吃的种类比以前还多了很多呢，也没激烈运动，只是大步甩手走或小跑，一点不痛苦。

范老师：甩掉脂肪肝，就是这么容易，只需3个月。一般中度脂肪肝有半年也够了。

//@小泳忘：高中就查出有遗传性高血压，那时候体重也超标严重。后来看了很多范老师的电视节目，发现还是自己生活习惯不好。坚持运动，合理饮食，现在身材好了，血压也完全正常了。

范老师：遗传是我们不能改变的，但是生活习惯是我们可以改变的。即便有遗传基因，也可以通过努力晚发病，甚至不发病。

//@断琴知音yy：哦耶！我没有脂肪肝了！大夫都很欣喜。我继续努力，再减轻些体重，健身塑型，平衡膳食，早睡早起，美容美发，永葆青春！立贴为证！今儿中午鱼头泡饼吧！

范老师：甩掉脂肪肝，真的不太难！需要了解相关信息的朋友，可以看看我的搜狐博客《营养故事：远离脂肪肝的生活》这篇文章。

//@薄荷水妖：我被检查出妊娠期糖尿病后，控制饮食，加强锻炼，两周后虽然血糖4.7，但是出现酮体。后来按照您的1600千卡血糖管理食谱，血糖一直正常且较稳定，也没有再出现酮体，体重控制也理想。最好的是每天都可以吃苹果橙子，对甜食也没那么渴望了。

范老师：准妈妈能把血糖控制好，真是太让人高兴啦！

//@2012年控烟建议：饮混合酒或烈性酒，患肝癌的危险度是不饮酒的7.41倍和6.5倍。有证据证明，酒精还能增加患乳腺癌、口腔癌、咽喉癌、食道癌的几率。酒精不仅能使现有的癌细胞恶化，而且还能通过刺激上皮细胞间传递性，刺激癌症的发生。每天喝酒2两3年以上，智力会下降30%～50%！

范老师：估计知道这些的人很少。

//@每日医学资讯：日前日本糖尿病学会和日本癌症学会公布的一项联合调查结果显示，糖尿病患者患癌症的风险比普通人高20%，特别是患肝癌和胰腺癌的风险是普通人的2倍。超过15万名35岁以上的男性和18万名35岁以上的女性参与了这项调查。在10年的追踪期内，约2万名男性和1.3万名女性患癌。

范老师：给那些觉得血糖高点无所谓的人看看。

//@术一：范老师，我从您的微博学会了用杂粮粥代替主食，一个月已减八斤了。而且餐后血糖也不高了。虽然我也是医生，但减肥降糖还是您有招。谢谢了。

范老师：很高兴您控体重、控血糖都有了成效！听过我减肥控糖相关讲座的人很多，看我微博的人也很多，但没有毅力坚持就不可能有收获，还是您自己坚持努力最重要！

//@内分泌e医生：范老师说的饮食方式，的确能够减少脂肪肝、糖尿病、高血压病、高脂血症（血脂异常）、部分肿瘤（结直肠癌、肝癌、胰腺癌、胃癌、乳腺癌等）的患病率。

范老师：信有名有姓的专业人士的话，总比信那些没有智商底线的微信、营销微博之类靠谱得多。

//@我在等台风：对糖尿病来说，饮食控制是所有治疗的基础，我们有深刻的体会，饮食控制不好的病人，用再好的药，血糖控制也不会平稳。但是现在许多医院的营养科形同虚设，未能为病人制订出合适的食谱，而我们平时工作繁忙，也只能告诉病人一些大致的饮食原则。糖尿病饮食控制，真的任重而道远。

范老师：握手！

//@健康教育何超：今天是世界心脏日。三个不健康的生活方式（吸烟、不健康饮食、缺乏运动）会导致"三高"（高血压、高血糖、高血脂），最终导致冠心病发作和脑卒中。

范志红：今天爱护心脏的具体行动：1. 阳光下出门健走5公里；2. 吃够一斤蔬菜（包括半斤绿叶菜）；3. 因为要吃高糖的月饼，其他主食换成薯类和杂粮。

//@内分泌e医生：适当增加杂粮和根茎类食物的摄入，不仅有利于减肥，还能良好地控制血糖、血脂、血压等，对预防消化道肿瘤也有所帮助，尤其是结直肠癌。

范老师：我国传统饮食包括很多全谷物和薯类，只是在最近30年才大幅度减少，鱼肉、油脂和精白主食大幅度增加，伴随的是肠癌发病率大幅度上升。

//@心血管科医生：偶尔看到一篇文献，20岁时罩杯为B、C和D的女性，中年患糖尿病风险较罩杯为A的女性增加37%、80%和64%。后续研究发现，乳房的大小与体内脂肪分布有关，胸部越大，内脏脂肪沉积越多，越容易患糖尿病，应该多运动。分析显示，20岁时D罩杯的女性较A罩杯的女性绝经前患乳腺癌风险增加80%。A杯美女们是不是要发出感叹，上帝是公平的！

范老师：追求罩杯号码增大，除了看起来吸引异性之外，对女性自己并没有什么益处。既不利于活动，也不利于健康。乳房的泌乳能力只与乳腺组织有关，和其脂肪含量并无关系。过高的身体脂肪含量、过高的雌激素水平，与乳腺癌、子宫内膜癌、卵巢癌等风险相关。

//@書剑同淵：民众中还有一种观念，我们的健康遭受了问题，都是政府不作为，比如食品安全、水土大气污染等等，至于饮食结构、生活习惯等要个人负责的，对不起，我想怎样就怎样。

范老师：美国是全球最高发糖尿病、高血压病、心脏病、乳腺癌、肠癌的国家之一。离开中国也照样生病，别把责任全推给食品安全和环境污染。

//@Rachel-S慧：曾经在medscape网站上看过一篇文章，实验证明餐后快走十五分钟比每天集中走半个小时血糖控制得要好。

范老师：餐后马上活动对控制餐后血糖意义很大。我曾推荐很多减肥朋友这么做，根据体能强弱来安排餐后的运动强度，最低限度是持续走动不能坐下。谢谢您向朋友们分享这项研究信息。

//@小雅滴麻麻：学习范老师的糖尿病饮食知识后给妈妈设置的食谱，妈妈实行两个月不到，血糖控制得非常棒，空腹5.6，餐后7.2。原来打着高剂量的胰岛素，血糖还会到20多。而且妈妈还说体重下降了5斤，小感冒可自愈。真的好开心，谢谢你！

范老师：设计好食谱，执行好食谱，是成功控糖的关键。

//@Janeri：婆婆来我们家住了两个月，我一直按照我们家的饮食习惯，少油、少盐、青菜多、粗粮多的方法来做饭。刚开始她总不习惯，过了一个月她发现了好处：血糖稳定了，大便顺畅了，吃完饭不觉得胀了。

范老师：是啊，体会到好处之后就会愿意长期坚持下去。遗憾的是很多人非要等到病倒那一天才醒悟。

//@蓝草飘香：我自己每天都有一顿杂粮，500克深绿色蔬菜，各类蔬果。自从到老公家后，也极大地改变了老人的饮食习惯，少油少盐，多蔬菜多杂粮，加上运动。老人可以快走、跳广场舞，我自己就是健身、跑步。公公的血压也降下来了，我自己的抵抗力越来越好。

范老师：好媳妇！健康之家幸福多。

//@素食妹黛西：春节去婆婆家，把她的白馒头、白米饭换成蒸土豆和莜面八宝粥，加上新鲜绿叶菜、番茄、黄瓜、鸡蛋，空腹血糖3天内由9.8降到5.9，太神奇了。以前她不相信我的营养知识，现在信喽，我特地买了范老师的新书送她。

范老师：营养平衡的血糖管理饮食对控制血糖有多重要，体会过就知道了。

//@这家伙啊呀：范老师，今天我给家人做了早点：八宝栗子粥，水煮蛋，炒胡萝卜藕丁，拌菠菜鸡蛋，蒸南瓜，提子。这样的种类合格了吗？

范老师：已经非常丰富啦！有杂粮，有多种蔬菜，包括绿叶蔬菜和橙黄色蔬菜，有水果，还有鸡蛋。南瓜只要不天天吃，皮肤不至于黄。

//@huang0511：我曾经有重度脂肪肝、糖尿病，游泳一年加快步走，这些病都好转了，降糖药也停了一年多了，运动带来健康。

范老师：坚持运动、改变饮食和生活习惯，是多数"三高"和脂肪肝患者控制病情的不二法门。

//@爱吃松子的小松鼠12：妈妈血糖高，为方便起见全家都用控血糖食谱。其他还没感觉出特别明显的变化，唯一一点是，妈妈当时一天吃好几粒降糖药，血糖都没降下来，自从按食谱吃饭后，血糖降下来了。原来15点多，现在8、9，有时候是6。关键是很平稳。对了，妈妈的身体变得比以前结实了。

范老师：太好啦。长期高血糖状态会增加患很多大病的风险。目前血糖还是比正常略高一点，慢慢来。餐后别坐下，适度做点家务，帮助餐后血糖控制。按这么吃，腹部脂肪应当会慢慢有所减少的。看来你已经感受到了。大好处是，以后患上心脑血管病、眼病、老年痴呆等病的风险，理论上都会下降。

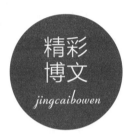

• 远离糖尿病的生活 •

　　最近很多朋友都在问，糖尿病人该怎么吃？虽然市面上有很多关于糖尿病饮食的书，但大多都是说个原则，然后给出一些常见菜谱，却没有讲到如何搭配，也没有说到具体细节。为了让朋友们容易理解糖尿病人的饮食生活注意事项，这里给大家先讲个故事。

　　朋友王先生是某公司的高管，早早就过上了车来车往、在外就餐的生活。他的胃口非常好，特别喜欢油大味浓的食物，运动几乎没有，连300米距离也要开车。180厘米的身材，体重超过105公斤。

　　一日朋友聚会，大家一起去郊游。虽说只爬了300米，王先生已经累得气喘吁吁。当年他也曾经是中学的体育健将，无奈多年连路都很少走，体能已经高度下降。归来之时他感慨道：今天一天，比我往日一年的路都走得多……

我劝他说："你这样不行啊，吃得太多，动得太少，体能太差，看看你那身材，腰围比臀围还要宽，小心得糖尿病！"他哈哈一笑："别吓唬我，我根本不吃甜食，哪儿能得糖尿病？"我无奈地摇摇头。

这里要解释一下，患 II 型糖尿病的人，大多是肌肉松软、体能低下、腰腹脂肪较多的人。即便体重不超标，只要腰围过大（内脏脂肪多之指示）、四肢肌肉松软、容易疲劳，都要注意患糖尿病的风险。反之，如果腰臀比正常、肌肉结实、能跑能跳，哪怕体重偏高，患糖尿病的风险都小些。人们都知道，30分钟之内的运动，主要消耗血糖和糖原，特别是几分钟的短时运动，主要消耗血糖。人体的血糖四分之三靠肌肉来利用，如果肌肉充实，体能旺盛，说明肌肉组织善于利用葡萄糖，人体的胰岛素敏感性就比较高，血糖能够很快地离开血液，进入需要它的组织当中，自然不会有血糖居高不下的危险。

两年之后的一天，我又遇到王先生。"不幸被你说中了，"他说，"今年体检，我真的查出来有糖尿病。医生给我忠告，这不能吃那不能吃，我的生活一下子就回到旧社会了，连饭都吃不饱啊……"

在慢性病当中，糖尿病大概属于饮食上最麻烦的一种了，因为它既需要控制餐后血糖和空腹血糖，还需要控制血中的甘油三酯和胆固醇，还需要控制盐，还需要控制体脂肪。这是因为，糖尿病患者同时有患心血管疾病的巨大风险，50%的糖尿病患者是死于心脑血管并发症的。所以，控制血脂、控制血压和控制血糖一样重要。

那么，为什么还要控制体脂肪呢？因为体脂肪过多，特别是内脏脂肪过多，是糖尿病、冠心病的共同致病风险。减少体脂肪之后，通常会带来胰岛素敏感性上升、血压下降、血脂下降的综合效果。所以，对于体脂肪超标的患者来说，糖尿病餐也同时是温和的减肥餐。

医生当时给王先生提出了综合建议。一方面要求少吃主食，控制所有碳水化合物食品；一方面要求少吃肉类，少吃油腻。王先生这下可犯难了。在太太的严格监督下，主食减了一半，肉不能每天吃了，改成每周吃两次，每次只吃1两。问题是，饭少了，肉少了，油少了，水果都不敢吃，每天那个饿啊……在这样严格的饮食控制之下，生活质量很不容易得到保证。

少吃油、多吃菜，医生说的一点儿都没错。这里就简介一下糖尿病人饮食和运动的注意事项。

1. 多吃菜

建议糖尿病患者每天吃菜一斤以上（这里不能用土豆、芋头之类当菜），特别是绿叶蔬菜，不仅可以提供多种矿物质和抗氧化物质，减少眼底和心脑血管系统并发症的风险，还能提高饱腹感，对于糖尿病人的好处极大。

2. 少吃油

烹调一定要少用油，多用蒸、煮、炖、凉拌的烹调法，有利于心脑血管健康，同时还有利于长期血糖控制。有研究提示，膳食脂肪摄入多，当餐虽不会明显升高血糖，长期效果却是损害餐后血糖控制能力。建议不吃油炸、油煎食物，减少油炒菜。盐要少放，调味料品种倒是无需限制，葱、姜、蒜、咖喱粉、桂皮、花椒等都可以适量用。

3. 控制肉

肉类不必天天吃，可以用少油烹调的鱼和豆制品供应一部分蛋白质，这样膳食脂肪酸的比例就更合理。按目前的研究证据，鸡蛋每周不超过4个即可，不必扔掉蛋黄。牛奶每天可以喝一杯，如果血脂高，可以选低脂奶和酸奶。

4. 主食不必过少，重在控制血糖反应

主食的数量不一定要那么少，每天半斤量还是可以的。真正要严格控制的，只有精白米和精白面做的食品，其他升血糖慢的淀粉类食物，还是可以适当吃一些。研究证明，吃同样多的主食，则低血糖反应膳食比仅仅增加膳食纤维的膳食能产生更好的长期效果，与精白细软主食相比，效果更不可同日而语。

很多人都认为，淀粉类食物，不都会在消化吸收之后变成葡萄糖吗，不都一样会升高血糖吗？的确，吃过淀粉类食物之后，血糖都会升高，但是不同主食升高血糖的效果很不一样。多数研究支持这样的说法：血糖反应较低的饮食模式，有利于减少糖尿病风险，而且对糖尿病人来说，有利于减少糖化血红蛋白的含量（长期血糖控制的指标之一）。

葡萄糖、麦芽糖、糊精等，升高血糖的速度是最快的，因为它们被人体消化吸收的速度最快，其中以葡萄糖作为参考，血糖指数算100，麦芽糖则超过100。然后就是白面包、白馒头、白米粥、糯米食品之类，血糖指数和白糖差不了太多；白米饭和米饼略低，但也在这一类当中，血糖指数超过80。所有这些食物，都需要严格限量，最好配着其他升血糖慢的食物一起吃。在"细粮"当中,以硬粒小麦做成的通心粉、意大利面条等消化最慢,血糖指数也最低。

相比白米白面而言,粗粮升血糖的速度就要慢些,其中小米、黏大黄米的血糖指数最高,在70～75之间,黑米、荞麦、燕麦、大麦、黑麦等都低于70。玉米食品的升血糖速度和加工状态有关,膨化的玉米片、爆米花接近米饭的水平,而甜玉米的血糖指数却只有55。莲子也是不错的低血糖反应食材,可以加入主食当中。

豆类统统都是血糖反应很低的食品,比如红豆、绿豆、扁豆、蚕豆、四季豆、鹰嘴豆等,均不超过40,比粗粮还要低很多。总体而言,用豆子替代白米白面,是可以吃到饱的。如果肾脏功能正常,就无需担心用豆子替代米饭有什么麻烦,因为和白米白面相比,豆子富含维生素B$_1$、钾、镁等元素,对于容易丢失矿物质和水溶性维生素的糖尿病人来说,绝对是有益的;其中还有丰富的抗氧化物质,有维生素E,膳食纤维含量高,对于预防心脑血管并发症有帮助。

5. 提倡主食混搭

粮食配蔬菜,粮食配豆子,都是好方法。蔬菜和豆类具有非常好的饱腹感,先吃些蔬菜再吃主食,或者将大米和红小豆、芸豆等混着吃,在降低血糖反应的同时还能有效降低饥饿感。比如说,传统的八宝粥,如果不放白米、不加糖,而放较多的淀粉豆类,加上各种全谷食材,就是很好的主食。又比如,中原地区传统的"蒸豆角""蒸蔬菜",在豆角、蒿子秆、胡萝卜丝等蔬菜上面撒上豆面、玉米面、全麦粉等,上笼蒸熟之后,蘸着芝麻、蒜蓉、醋加少量香油的调料吃,又香浓美味,又低脂低能量，替代一部分主食，是非常不错的选择。又比如说，在煮汤做菜的时候放些嫩豌豆、嫩蚕豆等，同时减去一半的米饭，也能提高一餐的营养质量，又避免饥饿。

6. 坚果、水果可限量食用

糖尿病人还可以适当吃一点水果和坚果。减少做菜时放的油，用一小把坚果仁（25克）来替代，会增加膳食纤维和矿物质成分；用餐时减少两三口主食，留出份额来，餐间少量吃点水果（例如每次100克左右，每天200克），血糖不会剧烈波动。这是因为大部分水果的血糖负荷低，比如按同样碳水化合物来说，苹果、梨、桃、李、杏、樱桃、柚子、草莓等都很低，猕猴桃、香蕉、菠萝和葡萄的血糖指数略高点，但其血糖负荷还是远低于白米饭。记得一定要吃新鲜完整的水果，不能用果汁替代，也不能用加糖的水果罐头替代。

7. 做好外食预案

如果在家吃饭，这些都不难做到。可是，作为一位商业人士，经常要在外应酬，这时候要做到每餐饮食合理，还真不是那么容易。

考虑到在外吃饭时间不规律，内容也很难健康，我建议他的办公室里除了放饮水机和小冰箱，再放个豆浆机，还有微波炉。晚上出门赴宴前，先喝点自制豆浆，冲点纯燕麦片，喝点无糖酸奶，胃里就比较安定了，不至于低血糖，也不至于在用餐时吃过量。在用餐时有意点些蔬菜、豆子、豆制品和清爽的鱼虾，少吃油腻菜肴，食物内容就不至于太单一。

8. 坚持运动，加强肌肉力量

不过，糖尿病控制需要五驾马车，除了饮食、药物、监测、教育，还有一个非常重要的方面，那就是运动。餐后不能坐着不动，要做些轻微的活动，这样血糖就比较容易控制。

开始体能差，可以先从散步开始，然后体能好了，就加快速度，延长距离。最好能做做肌肉训练，哪怕在家里练练哑铃、拉力器和手持握力器也行。研究发现，不仅有氧运动对控血糖有帮助，锻炼肌肉的阻力运动也有很好的效果。要先做些准备活动，量力而行，运动前后还要喝点水，避免运动损伤和脱水现象。

听了我的解答，王先生总算明白了，原来并非甜的就不能吃，不甜的就可以放心吃；也不是见了淀粉食物就要躲开。能吃水果，能吃坚果，能放多种调味料，还能吃饱饭，生活一下子就显得美好多了……

王先生从晚上坚持散步3公里开始，慢慢变成5公里，走路速度也逐渐加快，成了快走。后来，甚至背上双肩包做负重走。家里还买了各种小型健身器械经常练习。几年过去，王先生的体重减了，腰围缩了，体能也慢慢好起来。他注意监测餐后血糖，饮食控制坚持得很好，血糖水平渐渐回归正常范围，其他指标也都恢复了正常。

他笑说，自己在外赴宴之时，常见大腹便便、肌肉松垮的老板们饭前都拿出针来，打胰岛素，然后豪爽地说：开吃开喝！这时候，他就庆幸自己醒悟得早。

回想当年生活，他很不理解自己当初为什么那么喜欢油腻厚味，记得那时候餐馆的油经常质地黏腻，自己却毫无警觉。他感慨道，如果不是患了糖尿病，还不知道要多吃进去多少那种地沟油级别的劣质油脂呢。

"有钱没健康知识，是最可怕的事儿。我算是感受到重获健康的幸福啦……"

这个故事给我们的启示：

1. 要想预防糖尿病，就要坚持体力活动，保证自己身体脂肪不超标、腰围正常、肌肉不萎缩。所谓天道酬勤，偷懒不会占便宜，最后在健康上损失更多。患糖尿病之后也是一样，迈开腿和管住嘴一样重要，维持肌肉功能对于控制血糖意义重大。

2. 吃新鲜、清淡、少油、少盐的饮食，不是一种痛苦，而是一种幸福，是饮食质量高的标志。糖尿病患者必须做到控油控盐，才有利于预防心脑血管并发症；食物的营养质量要比健康人更高，特别是多吃新鲜蔬菜，得到更多的抗氧化成分，才能避免提前衰老和残疾。

3. 糖尿病人的饮食控制，并非吃得越少越好，太少则可能造成营养不良，削弱体质，甚至发生低血糖危险。多吃营养价值高又耐咀嚼的蔬菜、杂粮和豆类，特别是把精白米、精白面主食改成含一半淀粉豆的杂粮饭、八宝粥等，可以兼顾营养供应、饱腹感和控制血糖三方面。

4. 虽然在外饮食很难控制餐桌上的菜肴品种，但仍然可以通过预先准备健康食物、多点清淡菜肴、少取食油腻食物等很多方法来改善自己的食物内容。只要有预案、有决心、有毅力，就能尽量减少在外饮食对健康的危害。

最后说说我本人的体会。我的祖父母、父母都有慢性病，冠心病、高血压病、糖尿病一样都不落下。我本人年轻时有过低血糖症状，曾属于血糖控制不太理想的类型。考虑到这些风险因素，我从35岁开始注意锻炼身体，维持肌肉力量，控制饮食，至今保持着较好的体成分状态，血糖、血脂方面也没有任何问题。我相信，只要自己努力，至少能坚持到60岁之前远离慢性病。

·吃杂粮后仍然血糖高的原因分析·

虽然总体而言，杂粮的血糖指数明显低于白米饭，但临床医生有时候会发现，病人在听从劝告吃了杂粮之后，血糖控制还是会出问题。不过除了奉劝患者主食限量，医生往往并不清楚，这个问题的根源究竟在哪里。

按我个人的经验，吃杂粮而无法控制血糖的原因，主要来自4个方面：1. 数量不当；2. 选择不当；3. 烹调不当；4. 搭配不当。

先说数量不当的问题。实际上各种粮食的淀粉含量和热量差异并不太大，100克粮食的淀粉含量都在70%~80%之间，而杂豆也在60%左右。所以，如果吃杂粮的量和吃精白大米的量一样，那么摄入淀粉的量也差不太多。而作为糖尿病患者，一日的总碳水化合物含量是必须控制的，绝不能因为是吃杂粮就随意突破限制。需要减肥的人也一样，不能因为是吃杂粮就随心所欲地多吃。

正确的做法是，至少是用同样数量的杂粮来替代过去所吃的白米白面，最好能够比此前所吃的粮食总量略有减少。比如说，原来每天吃250克大米（两碗半白米饭），现在改成200克甚至150克杂粮。因为杂粮的饱腹感更高一些，营养价值也更高，它完全可以在减量的同时避免饥饿，避免发生低血糖，这对于糖尿病人的生活质量是至关重要的。同时，各种杂粮还能提供更多的抗氧化物质，提供更多的维生素和矿物质，对于预防各种糖尿病并发症也是十分关键的。

然后看看杂粮的品种选择，这与它们带来的餐后血糖反应密切相关。比如说，同样叫作杂粮，大黄米、黏小米、糯玉米等黏性粮食品种，带来的餐后血糖反应都是非常高的，并不逊色于白米白面，甚至更高。很多老人家一说吃杂粮，就只想到吃玉米。很不幸的是，他们觉得糯玉米非常可口，于是放心大吃，结果是不利于控制血糖的。还有一些人认为，黏豆包和大黄米粽子就是杂粮，放心大吃，结果当然也是同样的悲剧。

另一个非常可能出现的情况，就是买到或吃到了"伪杂粮"的主食产品。现在市场上这样的情况相当普遍：全麦面包和全麦馒头有名无实，其中只放了少量的麸皮，其实本质上还是松松软软的白馒头；号称玉米窝头，其实放了不少白面粉在里面；号称玉米饼，其中不仅是白面为主，还加入了泡打粉，让质地更加松软，结果是消化速度特别快，血糖反应相当高。类似的还有荞麦粑、紫米发糕、玉米发糕之类。

超市卖的八宝粥预混米也一样，其中大部分是精白米，只是象征性地放少量杂粮豆子。精白米是目前市面上最低成本的粮食，其他杂粮成本高，少放点就显得便宜。而消费者也习惯于以大米为主，少量放点杂粮做点缀，口感上更柔软一些。但这样以白米为主料的所谓杂粮粥，当然没法把餐后血糖反应压住。

还有就是那些号称适合糖尿病人的"营养麦片""粗粮饼干"之类的产品。香甜的营养麦片哪里有燕麦片的控血糖效果，它是大量糊精兑出来的，比吃白米饭还要糟糕。粗粮饼干则是打着增加纤维的旗号，添加了高水平的脂肪，非常不利于长期血糖控制。

再看看杂粮的烹调方法，大致可以分为三方面的问题：

第一种情况，是烹调中加入糖。放一半杂粮的八宝粥虽然本身血糖指数不算太高，但很多人不放糖就吃不下去。不管红糖也好，白糖也好，蜂蜜也好，毕竟都是糖。要让粥的甜味适口，通常需要加8%的糖——吃这样的杂粮粥，怎么可能把血糖控制好？或者，有些人不敢直接放糖，就放进去桂圆、大枣、葡萄干之类甜味食材来增甜。虽然是有益健康的材料，但毕竟这些水果干的含糖量都超过70%啊！

第二种情况，是烹调中过度追求柔软度。很多糖尿病患者嗓子眼特别"细"，因为多年来吃惯了精白细软，喝杂粮粥也要强烈追求"软糯"口感。放进电紫砂锅里一炖就是一夜，或者连糙米、紫米也要浸泡一夜之后再煮，或者干脆把糙米、大麦之类全部打成糊糊喝下去。这样，牙齿的劳动少了，消化速度快了，餐后血糖上升速度也会明显提升。台湾一项研究发现，长时间浸泡的黑米，烹调后趁热吃，血糖指数和白米饭的差距并不大。

第三种情况，就是烹调中加入过多油脂。油脂本身不会升高血糖，甚至油脂和碳水化合物混合之后还能延缓消化。但是，油脂造成血糖峰的推迟，却令血糖峰更为持久，并可能造成第二餐的血糖控制能力下降。同时，添加油脂会大幅度增加食物热量，降低单位能量食物带来的饱腹感，不利于体脂肪控制，长期而言不利于胰岛素敏感性，损害血糖控制能力，促进高血脂状态。在某种意义上，在很多家庭中控制油脂甚至比控制碳水化合物更值得关注。

所谓搭配不当，就是只吃碳水化合物多的食物，蔬菜和高蛋白质食品摄入不足。对混合膳食血糖指数的研究证明，含有大量蔬菜和高蛋白质食物的混合食物能有效降低餐后血糖反应。比如说，原本早上喝豆浆，吃蔬菜包子加凉拌菜，虽然包子是精白面粉制作的，但有豆浆和蔬菜，总体血糖反应就会降低。有些居民听说杂粮粥好，就把豆浆省略掉，用杂粮粥来配合蔬菜包子，结果是增加了总碳水化合物含量，降低了蛋白质含量，其结果就是餐后血糖数值上升。也有些居民原来两餐之间喝点牛奶，后来改喝半碗杂粮糊糊，结果也一样，降低蛋白质的量，增加淀粉的量，导致血糖上升更快。

所以，控制血糖的方法绝不是大量吃杂粮，不是把鱼、肉、蛋、奶、豆浆、豆腐、坚果、蔬菜换成杂粮，而是只把精白米、精白面粉的份额部分换成杂粮，其他食物都必须充足供应，达到整体的营养平衡才可以。

最后还要提醒的是，Ⅱ型糖尿病患者以及餐后血糖高的人，要提高胰岛素敏感性，就要注意增加体力活动，加强肌肉力量，减少内脏脂肪。即便是在饮食上有所注意，如果仍然保持懒动习惯，任由体重日益上升，也很难获得满意的血糖控制效果。在控制主食数量、选择杂粮豆薯、控制油脂和加强运动几个方面同时努力，坚持不懈，就不愁看到血糖控制的欣喜成果。

· 补钾降压的五大对策 ·

某日见到一位朋友，说到自己患上了高血压病，医生嘱咐他少吃盐，多吃高钾食物，因为充足的钾摄入能对抗钠的升压作用。

我说："医生说的没错，您这种情况确实应当多吃富含钾的食物。"

朋友很困惑地问："我只知道香蕉和柠檬含钾多，还有什么食物富含钾啊？医生说每天要吃3500～4700毫克的钾才行。这要吃多少香蕉才够啊？"

我说："按中国营养学会最新发布的膳食营养素参考摄入量，要想有效预防高血压病之类的慢性疾病，每天要吃3600毫克的钾。二两（100克）去皮香蕉含钾大约250毫克，要想吃到3600毫克，就要吃1440克的香蕉。香蕉皮的分量大约占香蕉总重的30%～40%，若按30%是香蕉皮来算，一共要买2057克香蕉。也就是说，每天要吃4斤香蕉才能够哦！"

这个数据，当真把朋友吓到了。4斤香蕉谁吃得下？就算吃进去，其他食物也吃不下了啊，那岂不是会营养不良吗？原来靠吃香蕉补钾根本不现实啊！

我说："你知道光吃香蕉会营养不良，这话绝对值得表扬！香蕉虽然含有糖分，钾和维生素B_6比较多，但它的蛋白质含量很低。吃4斤香蕉不吃其他东西，必然会发生蛋白质营养不良的问题，其他维生素和矿物质也不够啊。再说，这种饮食生活哪有幸福感呢？"

朋友沮丧地说："那怎么办啊？医生说起来倒简单，上嘴皮一碰下嘴皮就出个'4700毫克钾'的要求，我做起来就难了！"

我安慰他说："别担心，你问我就对了呢。我这里有补钾的五大对策哦。只要五大措施一起实施，不怕吃不到3600毫克钾！"

对策1：每天吃至少750克蔬菜，烹调时少放点盐。

《中国居民膳食指南》推荐居民吃300～500克的蔬菜，那是对健康人的推荐。高血压患者就要加量了。在750克的蔬菜中，要有250克左右的绿叶菜，还要有500克以上的其他蔬菜来额外增加钾摄入量。

为什么要强调绿叶菜和其他蔬菜"两手都要硬"呢？这是因为绿叶蔬菜能帮助保证钙、镁元素的摄入量，B族维生素含量也比较高。但是，它们纤维较多，饱腹感太强了，加大食量有一定难度。而瓜类、茄果类等类型的蔬菜相对而言纤维含量较低，吃进去更容易。比如说，一个大番茄就有200克，能够提供200多毫克的钾，但吃进去感觉很容易，不会觉得饱。冬瓜煮软了之后，一次吃一斤也毫无难度，能提供500多毫克的钾。

不过还要叮嘱一下，烹调蔬菜通常是要放盐的，如果盐的量控制不住，不仅补了钾，更补了钠，那可就没有健康效果了哦……从这个角度来说，生吃番茄真是个好主意，烹调蔬菜时一定要清淡点儿。

对策2：每天吃500克水果，选钾营养素密度最高的品种。

说到能不放盐吃，又能提供钾的食物，还有什么能比得上水果呢？不过，选择水果的时候，也不能只是看钾含量高低，而要看"钾营养素密度"，也就是用钾含量除以热量的值，哪种水果的值最大，对供应钾就最有效。也就是说，含钾高只是一方面，最好同时热量要低一点。否则钾吃进去了，人胖了，还是不利于健康的。热量低的水果，能放心多吃点，就能获得更多的钾。

如果按照"钾营养素密度"这个指标来衡量，香蕉就不再是补钾的最佳选择了。100克香蕉肉当中，含钾256毫克，但它同时含有93千卡的热量，钾营养素密度是2.75。100克橙子的热量是48千卡，钾含量是159，它的钾营养素密度是3.31。如果换成哈密瓜呢？100克哈密瓜的钾含量是190，热量是34千卡，钾营养素密度是5.59。如果换成番木瓜呢？100克番木瓜的热量是30千卡，而钾含量却有182毫克，钾营养素密度是6.06，显然更高一筹。换句话说，如果我们把水果中摄入热量的份额限制在每天200千卡，那么吃香蕉可以获得550毫克的钾，吃橙子得到662毫克，吃哈密瓜是1118毫克，而吃番木瓜是1214毫克。

对策3：用薯类部分替代主食。

所谓薯类，包括马铃薯（土豆）、甘薯（红薯、白薯、地瓜、山芋）、芋头和山药。它们都含有百分之十几的淀粉，可以替代部分白米白面充当主食。这类食物的特点，就是和白米白面相比，钾营养素密度特别特别高，还富含维生素C，对控制血压特别有益。

千万不要小看土豆这种不起眼的食物，它可是补钾神品之一。按我国食物成分表，100克土豆中含钾342毫克，热量是77千卡。而100克精白大米中的钾含量是58毫克，热量是335千卡。如果按同样热量比较，相当于100克生大米所含热量的蒸土豆中，含钾为1487毫克，完爆白米饭！如果吃一半米饭一半土豆，也能得到783毫克的钾！把一半白米饭换成土豆、甘薯、山药、芋头之类薯类食物，一起蒸着吃，完全不麻烦哦！如果三餐都这么吃，仅仅从主食中就能得到超过2000毫克的钾！

对策4：选择钾含量高的五谷杂粮。

前面说到，精白米几乎是钾含量最低的一种主食食材了，各种全谷杂粮虽然和大米白面的热量相近，但钾含量就要高得多了。比如100克小米的钾含量300毫克，100克红小豆的钾含量则超过700毫克，分别是精白大米的5倍和14倍。虽然比不上薯类，它们的钾营养素密度也不低了。煮粥时放点燕麦片或红小豆，煮饭时放点小米或高粱米，都是很不错的主意，口感也不错。

对策5：使用低钠盐来替代普通盐。

目前市场上有价格低廉的低钠盐可供高血压患者使用。低钠盐中含大约25%的氯化钾，而氯化钾中含钾53%。也就是说，1克低钠盐中就含有133毫克的钾。如果你每天控制在6克盐的量，仅仅低钠盐就能提供795毫克的钾哦。其他一些高档盐产品，如深井盐、竹盐等，虽然不及专门的低钠盐，但也比普通盐的钾含量高。

人们往往会忽略，鱼、肉、蛋、奶、豆制品里面也是含钾的。比如1包250克的纯牛奶，或100克普通鸡肉，就能供应超过250毫克的钾。1个鸡蛋含有60～80毫克的钾，50克草鱼肉含100毫克的钾。每天吃半斤奶，一个蛋，1两鸡肉或鱼肉，3两粮食，1斤薯类，加上1斤半蔬菜和200千卡热量的水果，再使用低钠盐烹调，3600毫克的钾吃起来轻松得很，而且各类型的营养保健成分也滚滚而来！

朋友一边听一边不住点头："真是脑洞大开呢！有了这几招，感觉补钾也没有那么难嘛……医生怎么没有告诉我呢？"

我说："所谓'术业有专攻'嘛。所以患上慢性病之后，除了寻求医生的帮助，还要有个懂营养、懂食品又懂烹调的营养师来为你提供膳食指导。"

最后还要叮咛一下：除了补钾之外，减钠也同样重要。运动时出点汗，就能从毛孔中跑掉不少多余的钠；减肥降脂本身也对控制血压非常有帮助。人的血压往往是冬天高，夏天低，这是因为夏天多吃瓜果，还经常出汗。所以，可不要因为夏天比较热，就纵容自己总待在空调房里，连汗都不肯出哦！

附录　范老师写给女性的私房话

美丽必修课——维持年轻的体态和充实的内心

美貌不能带来长久的幸福｜男人的确容易对美貌女人产生兴趣，不过女人也大可不必因为自己不能艳光四射而苦恼，因为美貌不一定带来幸福。不那么漂亮的女人，即所谓的"第二眼美女"，反而更容易因为漂亮以外的优点而得到真正的爱。让他先爱上并不惊艳的你，婚后你再注意身材和打扮，要比婚前惊艳、婚后色衰爱弛更能长久幸福。

做健康快乐的人｜做那些有利于身心的事情，忘记那些伤害和烦恼，记得那些自信和满足的时刻。然后我们就是一个快乐健康的人。

发自内心的善照亮美丽｜如果真是发自内心地行善，又何必祈求他人看到、上天知道呢？自己内心的愉悦就已经足够美好了。善的光辉，在照亮别人的同时，也会照亮自己。

精致女人对服饰的要求｜我对衣服的要求：1. 穿着舒适；2. 色彩协调；3. 符合身材；4. 符合气质；5. 符合场合；6. 容易打理；7. 尽量不体现本年度特点，看不出是否过时，便于长期使用；8. 如果能略有精致感和独特细节，就更好了，不在乎牌子，只在乎东西，若感觉不适合自己，再流行也不要。

年龄不是美丽的敌人｜某女44岁，自述体检时被医生告知会很快衰老，因为她刚刚绝经。这让平日开朗的她有点忧虑。但看她明眸皓齿，亭亭玉立，绝无老态。问有三高吗？有骨密度下降吗？体能降低吗？眼睛老花吗？记忆力下降吗？睡眠糟糕吗？她答：均无。我说：那就别为医生的话心烦，继续做你的健康美女吧。

精神之美无惧岁月流逝 | 身体美容见效快，精神美容见效慢。在这个浮躁的时代当中，有多少人能舍快求慢，舍近求远呢？但是，追求灵魂保养的人，惟其稀少，愈发珍贵，随着岁月流逝，其美丽日益光彩照人。

美丽氛围来自于哪里 | 严歌苓说"最美丽的女人不是她自身，而是她营造的美丽氛围"。从同性的角度来看，我认为美丽的氛围不仅来自于女人的衣服、化妆和香水，更来自于女人温柔的神情、娴雅的举止、体贴的话语、善良的心性。

女性的吸引力是什么 | 女性的吸引力是一种相处时令人愉悦的综合感觉，不仅包括外表的魅力，还包括良好的人品和性格、制造情趣的生动、良好的沟通能力、对异性适度的依恋、适度的关怀、适度的示弱、足够的尊重和包容、不含功利色彩的真诚欣赏，等等。再美丽的女人，如果相处时让人不开心，也终会失去吸引力。

仪态娉婷需要肌肉的力量 | "站直高一寸，收腹瘦三斤。"这是我经常对女士们说的美体塑身秘诀。持久的挺拔状态需要良好的肌肉力量来支撑，或许开始时觉得只能撑一会儿，但只要坚持下去，配合适当的运动和精神正能量，慢慢就能持久挺拔，人的整体精神气质也都会变好。

敞开心扉，善良地拥抱世界 | 绝大多数中国人都是善良的，愿意帮助别人，只是没有勇气主动向陌生人表达，在送出善意之前，往往会顾虑重重，怕被误解和拒绝。其实，大部分人比我们想象中容易交流，也

比想象中更容易接受善意。为什么我们喜欢旅行，其原因之一，就是有机会和陌生人敞开心扉交流，这种经历会让生活更加美好。

自由最昂贵 | 一个人如果既不贪财，又不爱权，对婚外异性亦不感兴趣，那么也就没有什么事情可以让她/他的心灵失去自由了。自由是世界上最昂贵的东西，因为需要放弃很多欲望才能得到它。

女人如猫 | 人们都说在宠物当中，狗太痴情，猫太自我。其实女人还是做猫好。可以被宠爱，可以无比妩媚温情，但从不失去独立的生活，经得住各种寂寞失落，不为恳求感情施舍而丧失自己的尊严。

不要预支烦恼 | 太多人喜欢预支烦恼。比如大学没毕业女朋友还没定，就提前忧虑儿女的事情了：如果找不到有北京户口的工作——孩子没法在北京考大学——上一流大学机会降低——找不到好工作……我说你孩子考大学至少要20年之后。那时候的国情什么样谁知道？有没有集中高考、有没有户口制度，都难说呢！

笑对人生不如意 | 人生不如意之事十有八九，谁都曾有很多不如意的时候。不过，我觉得做祥林嫂没什么意思，晒牢骚晒伤感，于人于己都无益。哪怕是忆苦思甜，也要把苦说得风轻云淡，把重点落在甜上。我不认为自己的人生美满，只是还能够保持正能量罢了。因为我知道，只要身体不垮，努力不断，未来总是会比从前更好的。

智慧、才能和勇气 | 遇到挫折并不可怕，重要的是有智慧，有才能，有勇气。智慧让人知道如何做出选择，才能给人安身立命的自信，而勇气让人在什么样的艰难中都敢于行动，三者缺一不可。见到太多的人只会抱怨，找不到方向，缺乏勇气去改变，最后只能沉溺于失败和负能量当中。

付出不一定要看到回报｜知道没有回报而仍然付出，知道无关名利而仍然努力，知道人间并不纯净而仍然热爱这个世界，只是出自内心的驱动，在过程中感受美好。这或许是获得快乐和满足的终极途径。

善而不求回报｜"有心为善，虽善不赏"，这标准有点高了。做过好事想着回报不是罪，乃是人之常情，谈不上需要谴责；但从行善者的角度来说，一旦有了期待，就容易招致失望和沮丧。所以，还是不期待回报的好，省心，轻松，快乐。

专注让你创造奇迹｜专注地做那些你认为有价值的事情。坚持会创造奇迹，也会最终赢得幸福感和成就感。

让世界因为自己而美好一点｜我对生活的期待不高，因为我不曾不劳而获。我期待自己的存在能给这世间带来美好和温暖，否则就是白来一遭。

没有奢侈的物质，依然活出高质量｜即便没有很多奢华的物质享受，我们也一样可以过得健康快乐，可以满怀正能量。谁说普通百姓就只能与疾病与痛苦相伴？难道只有成为富翁才能过得健康快乐吗？有些人虽有钱，却没有健康没有快乐，也不能帮助别人活得更好，他们的生活质量照样处于最底层！

生活的三种境界｜生活的境界，至少有三层。最低层是仅仅生存下去，中层是健康快乐地生存下去，高层是让生存方式和生存环境变得更好，以便其他人包括自己的后代能够更好地生存下去……

成就在于心态｜人的成长和成就，要看这人如何对待自己的每一年、每一天。找到努力的目标，每天积累更多进步，人生必然收获丰厚。有些大学生只想混个毕业文凭，不肯学习，不思进取，在打游戏、玩手机、看足球中虚掷青春年华，那就别怪社会不给他们就业机会。换谁当老板，也不想雇用这种没有上进心和自我管理能力的人。

传递正能量 | 每个人活着都不容易，想悲伤，想郁闷，随时都有机会。但是，我们不会让自己被这些负面情绪淹没。每个人都散发和传递一点正能量，这些看似微小的力量，合在一起，就能创造一个阳光灿烂的大环境！

纯粹的快乐 | 有些人做自己并不那么热爱的工作，以挣钱为目标，然后用钱来买快乐和自尊。也有些人以做自己喜欢的事情为目标，在做的过程中就得到快乐，物质收获反而成为追求快乐过程中的附属品。前者往往不理解后者的乐趣，只是因为他们从未体验过那种极为纯粹的快乐而已。

坚持会创造奇迹 | 最近两个月不再看中文台的电视，天天看CCTV16，那些连中文都不熟悉的政治经济词汇居然也慢慢听懂了，发现内容非常丰富。在分享各国专家智慧见解的同时，顺便把各种口音的英语也欣赏一下。如果能坚持听一年的话，估计也就烂熟了。

得之坦然，失之淡然 | 做所谓利人的事情，只是为了获得自己内心的愉悦而已。如果抱着施恩的心态，别人就会有别扭；如果怀着图报的心情，自己就会有别扭。所以，两者皆无才快乐。有人怀疑，有人嘲笑，都没关系，只需自己坦然开心。日久见人心。

梦想永不衰老 | 如果你只考虑到利益得失，不曾有过热血，不曾有过与功利无关的梦想，不曾有过想做点事情让这世界变得更好的真诚冲动……那你的心就从未年轻过。如果你一直拥有这样的心情，历尽沧桑挫折仍有

一颗赤子之心，那么，你的心灵就从未衰老。

丢掉无用的牵挂 ｜ 以每平方米几千甚至几万元作为代价买的房子，你都用来装什么了呢？不是用来装垃圾和杂物的对不对？把家里多余或没用的东西赶紧送人，包装盒子赶紧送回收站，就会显得房子特别大、特别敞亮。心情也一样，把那些没太大意义的牵挂纠结赶紧放下，心情的天空就会爽朗高远很多。

享受自己能力范围之内的物质 ｜ 超过需要的物质是一种负担，盛名也是。这些与欲望相关的东西，尽管看起来十分诱人，但远比不上身心的自由宝贵。人们常说，自由是无价的，因为自由是要付出昂贵代价的。

活在当下 ｜ 对你来说，幸福是否永远都住在遥远的未来？今天是否永远只有凑合、忍受和匆忙？其实生命很短，不如就从今天开始寻找幸福的感觉。从每一餐饭，每一晚睡眠，每一次与亲人的面对开始……对自己和家人好一点，让生活的质量从此不同。

放下自我 ｜ 当一个人肯放弃索取和攀比，无怨无悔地发光发热，他自己的心灵就被拯救了。那些烦恼抑郁甚至了无生趣的人，若能放下自我，走出孤独，真心融入惠及他人的事业，笃定和幸福的感觉会慢慢将他拉离深渊。

放下与自由 ｜ 通常我都是背着双肩包去机场，因为这样在候机时可以做"负重快走"运动，至少20分钟，甚至更长时间。某日回程前，对方单位盛情送我两大盒礼品。这样，再也无法快走，只能坐下来等待，令我非常遗憾。其实，那些超过生活需求的物质和利益，只是生命的负担和羁绊，会让我们减少自由与快乐。

我所理解的两性平等 | 我以为，所谓两性平等，不是女人做夫贵妻荣的梦，更不是女性骑在男性的头上。是两性都按自己的天性去选择生活方式，而不受到社会性别角色的束缚。男人如果喜欢种花种草、整理家居，可以心安理得地不去外面为名利争斗；女人如果喜欢竞争生活，也有权利发挥才能，不因为是女人就非要在家看孩子。

成功老公的太太未必幸福 | 多看看那些成功男人的传记，你会有两点体会：1. 成功人士还是要女人自己来做，即便当上成功老公的太太，生活也未必很幸福；2. 不要拿别人老公的成功来比自己的老公，因为人家太太的苦处，你也不一定愿意承受。

男人更愿意娶需要自己照顾的女人 | 女人会因为感恩而嫁给某个男人，古典小说和戏曲故事里这种套路很多，生活中的案例也比比皆是。但除非别有所求，男人很不愿意因为欠恩情而娶某个女人，就算她的条件好到无懈可击；他们甚至更愿意找个需要自己照顾的女人，尽管她可能各方面都不如前者。

女人要自己强大 | 曾经欠太太天高地厚的恩情，成功之后就背叛原配的男人，比比皆是。男人其实是不喜欢欠女人情的一种动物。所以，如果理解支持他们，付出只是自己当时对爱的无悔选择而已，无关未来，不要指望回报，更不要当祥林嫂。爱能否长久，与其指望男人像李安那样有良心，不如确认自己足够强大。

让男人多为家庭投入精力 | 培养爱的感情，需要爱的投入。爱一个男人或女人，时间、精力、情感、金钱上投入得越多，爱得越深，越难割舍。在很大程度上，我们是在爱自己的付出。所以，女人千万不要自

己包揽家庭一切事务，让男人当甩手掌柜。要想办法让男人多照顾自己，多为建设家庭投入时间精力，让他抛弃家庭的沉没成本逐年升高。

让老公忙起来 | 女人就算勤快独立，也别一个人承担所有家务和育儿事务。夫妻共同面对困难，分担辛苦，更能加深相互的理解和体谅。孩子从小得到父母双方的照顾和影响，也能更健康地成长。让老公在宝贝那里释放情感，对家庭事务充分投入，忙得没时间去和其他女人谈恋爱，不是坏事哈！

依赖少点，快乐多点 | 楼道里那只白猫最近不再有热情在我家里游览，它对我给它的金枪鱼更有兴趣。与强烈依赖人类怜爱的狗相比，猫的情感更为独立，这正是我喜欢猫的地方。我从不奢求某个动物专一地爱我，只要在一起的时候双方感觉愉快，就够了。其实对异性也一样，奢求少点，依赖少点，快乐会多点。

与其抱怨，不如让自己变强 | 如果你是擦边上线，也没有突出表现，很可能被复试刷下去。如果各方面表现都很突出，没人能够忽视你的才华。所谓"歧视"之类的话，换句话说，就是你可上可不上，能力表现没有明显优势。与其做弱者抱怨不休，不如切实提高自己，加强优势，拉大差距，占定强者地位。

让每一年成为人生最好一年 | 期待和庆贺每一个新年，不就是希望未来会更好吗？美好未来不会从天上掉下来，它是无数人努力的结果。别让自己的智力浪费，别辜负这个机会无限的时代，不要花费精力去抱怨和纠结。与其或羡慕或挑剔别人的生活，不如去丰富自己的生活。能改变自己和他人共享的生存环境的人，就是成功者。